OBSERVATIONS

SUR

L'HYDROTHÉRAPIE

ADRESSÉES AU Dʳ BALLOT,

MÉDECIN EN CHEF DE L'HOSPICE DE GIEN (LOIRET),

PAR

Le Dʳ Gillebert-Dhercourt,

Directeur de l'Établissement Hydrothérapique (*Campagne du Sapin, près Nancy*), Membre titulaire de la Société de Médecine de Nancy, Correspondant de la Société Royale des Sciences, Belles-Lettres et Arts d'Orléans, et de la Société Médicale de Tours.

> *S'il est une science dans laquelle on ne doive négliger aucune des observations de tous ceux qui ont su la cultiver avec assez de savoir et de sagacité pour bien discerner les faits des illusions, c'est surtout la médecine qui présente tant de lacunes à combler, et dont les plus simples problèmes reposent sur des données si nombreuses et si variables.*
>
> — GENDRIN.

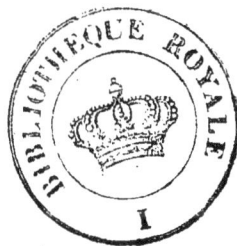

PARIS,

J.-B. BAILLIÈRE, LIBRAIRE, rue de l'École de Médecine, 17.

1845.

St-Nicolas (Meurthe), imprimerie de P. TRENEL.

OBSERVATIONS

SUR

L'HYDROTHÉRAPIE,

ADRESSÉES AU DOCTEUR BALLOT,

MÉDECIN EN CHEF DE L'HOSPICE DE GIEN (LOIRET).

Nancy, *le 1er juin 1845.*

CHER ET DOCTE CONFRÈRE,

Je vous adresse de loin et bien tardivement, il est vrai, un souvenir de mon estime et de ma constante amitié. C'est une œuvre médiocre assurément, et j'ai lieu de craindre qu'elle ne vous offre pas tout l'intérêt que j'ai désiré lui donner ; néanmoins vous serez indulgent pour un confrère qui regrette encore, qui regrettera toujours votre bon et précieux voisinage, et qui, en ce moment où il vous confie ses pensées, voit les distances effacées et croit assister à l'une de ces délicieuses réunions, où nous étions autrefois mutuellement conviés plutôt par l'étude que par l'intérêt.

J'acquitte d'ailleurs ainsi mon ancienne promesse. Et puis,

1

j'ai besoin de vous répéter qu'ici je ne fais pas de sacrifice aux faux dieux. Cette assurance, je le sais, ne vous est pas nécessaire ; vous ne mettez pas en doute ma probité médicale. Mais, dans le monde, et même parmi nos confrères, on rencontre quelques gens (1) qui considèrent les hydrothérapistes comme les adversaires nés de la médecine allothérapique, ou qui voient en eux des apostats médicaux. Or, je ne peux consentir à passer pour tel ; donc quand vous rencontrerez de ces gens, dites-leur que j'attache trop de prix à la considération publique , que j'en suis trop avide , pour me laisser volontairement égarer par des vues d'intérêt personnel ; que toujours j'ai soumis mes convictions à une censure aussi sévère que consciencieuse ; et que si, aujourd'hui, je suis l'apologiste de l'hydrothérapie, c'est que j'ai acquis la conviction que cette médication, appliquée à certaines maladies, est réellement salutaire ; dites-leur encore que je n'ai point abjuré la science, et que disciple des facultés, je ne suis point passé dans le camp obscur d'un vague empirisme ; vous leur direz enfin que je m'honore toujours de faire partie du corps médical, dans lequel je suis fier de compter d'illustres maîtres et d'excellents amis.

(1) Pendant mon séjour dans l'un des plus vastes établissements hydrothérapiques de l'Allemagne , j'avais pour voisin de table, un habitant de Darmstadt, homme lettré et d'une conversation fort intéressante, qui me disait : Malheur à l'hydrothérapie ! si elle tombe entre les mains des médecins, elle est perdue ! ils ne tarderont pas à la défigurer par leurs mille préjugés. Si Priesnitz a fait des cures si belles et si nombreuses, c'est justement parce qu'il n'a pas étudié la médecine. J'ai rencontré beaucoup de Français qui parlaient ainsi ; quelques-uns m'ont demandé si je croyais sincèrement à la méthode.

Vous n'attendez pas de moi, que trop fervent apôtre de cette méthode, soi-disant nouvelle, j'aille, la préconisant envers et contre tous, vous la présenter comme une panacée universelle. A Dieu ne plaise que j'agisse ainsi! Ce que je veux particulièrement, c'est vous mettre en garde à la fois contre les calomnies absurdes dont l'hydrothérapie a été l'objet. En un mot, autant qu'il sera en mon pouvoir, je vous dirai la vérité; je la dirai sincèrement, en m'appuyant sur ce que j'ai vu et observé soit ici, soit en Allemagne, et en évitant de m'aventurer sur le sol mouvant des vaines théories.

Vous le savez, il existe déjà sur l'hydrothérapie un grand nombre d'ouvrages, parmi lesquels le remarquable traité du professeur Scoutetten mérite de figurer au premier rang. La plupart des autres ne sont guère que de pompeux prospectus dictés par l'industrialisme : vous y chercheriez en vain un caractère médical. Je m'estimerai heureux si en vous épargnant la lecture de ceux-ci, je vous excite à méditer l'autre.

Il suffit de réfléchir un instant sur ce que l'on entend dire journellement touchant l'hydrothérapie, pour se convaincre que cette méthode curative n'est encore connue que d'un très-petit nombre de gens. C'est chose assez commune de rencontrer des médecins qui la rejettent d'une manière aussi absolue que dédaigneuse, et, dans le monde, de voir les uns en faire le sujet de leurs plaisanteries, et les autres n'y songer qu'avec effroi: tous enfin ne la jugent que sur l'étiquette, comme on fait d'un liquide renfermé dans un flacon hermétiquement bouché et cacheté.

Parmi les causes qui ont contribué à rendre une grande partie de l'opinion publique défavorable à l'hydrothérapie, je vous citerai en première ligne, d'une part, l'obscurité et le mauvais choix des noms qui lui ont été imposés; d'autre part, l'exagération dans le récit de ses cures. Les premiers ne pouvaient être compris; on a refusé de croire aux autres. On s'est dit, avec assez de raison, que l'eau ne pouvait être un remède universel ; partant on a regardé l'hydrothérapie comme une illusion ou comme un moyen de spéculation.

Chez les Grecs, le bain froid était désigné par le mot Ψυχρολουσια, *frigida lavatio ;* un amateur de bains froids était un psychrolute ; ce mot est passé de toutes pièces dans la langue latine (voy. Sénèque, lettre 55 et 83). Ψυχροποσια, *frigidæ aquæ potatio ,* exprimait l'usage de l'eau froide en boisson. Chez nous, au contraire, on a eu la prétention de renfermer dans un seul mot tout ce qui constitue la méthode, c'est-à-dire , les diverses applications intérieures et extérieures de l'eau, les moyens de provoquer les sueurs , et l'observation rigoureuse des principes de l'hygiène touchant le régime alimentaire, l'habitation, le mouvement, etc.

Désigner une médication semblable par les noms d'hydropathie, hydrosudopathie, hydriatrie, hydrothérapie, c'était évidemment commettre une erreur grossière, puisque l'eau n'est pas le seul agent curatif, et que ces mots font entièrement abstraction des autres moyens qui, cependant, sont une partie très-essentielle de la méthode.

Néanmoins, l'usage les ayant déjà consacrés, qu'ils restent. Pour moi, j'imiterai M. Scoutetten, j'adopterai le dernier de ces noms, qui en effet est moins barbare que les autres. Il me paraît d'ailleurs certain, si, dans les circonstances présentes, on créait un nouveau mot, que celui-ci ne ferait qu'augmen-

ter l'incertitude et l'embarras du public. On m'a souvent demandé dans le monde si l'hydrothérapie était la même chose
que l'hydropathie ; bien plus, j'ai quelquefois vu tel qui avait
foi dans l'hydropathie et qui réprouvait l'hydrothérapie. Je
vous donne à juger d'après cela la valeur de certains propos.
tenus sur l'hydrothérapie ; *ab uno disce omnes.*

Il est vrai que quand on raisonne sur une chose qu'on ne
connaît pas, ou que l'on ne connaît qu'imparfaitement, on
s'expose à laisser involontairement prédominer ses propres
préjugés ou même ses intérêts. J'aurai bientôt l'occasion de
vous signaler des preuves de cette assertion généralement
fondée.

Toutefois, je conviens que l'illégitimité de sa naissance, je
devrais dire de sa restauration, a nui à l'hydrothérapie ; elle
a posé une barrière à sa propagation en fournissant une
ample matière aux basses intrigues de l'ignorance ou de l'intérêt personnel. Celles-ci, en effet, ont eu d'autant plus de
crédit dans le public que l'hydrothérapie se présentait, dans.
le principe, sous le patronage d'un homme illettré et complètement étranger à la science médicale. Certes, pour quelques.
esprits amis du merveilleux, la présentation n'était pas mauvaise ; je dirai même qu'elle était fortunée : aussi a-t-on vu
bientôt ceux-ci accourir de tous les points se ranger près de
cette nouvelle bannière, se presser autour de cette nouvelle
ancre de salut. Mais combien de gens, au contraire, se sont
montrés défiants, uniquement pour cette raison. Ils se sont
demandé quel était cet homme qui prétendait guérir tous les
maux par la seule vertu de l'eau ? d'où lui venait son savoir ?
était-ce donc un nouvel élu ? car c'est à ses élus seulement
que Dieu donne la science infuse.

Pour qui se place au même point de vue, ces réflexions, cette défiante réserve ne sont pas sans raison ; mais ce langage, qu'on pardonne aisément aux gens du monde, ne saurait être toléré long-temps dans la bouche des médecins. En effet, le doute n'est rationnel, philosophique, qu'autant qu'il est préalable à un examen approfondi de la chose, ou qu'autant que cet examen n'a pu conduire à la découverte de la vérité. Or, demandez combien, au bruit des succès de l'hydrothérapie, ont cherché à savoir ? combien ont examiné ? le nombre est en petit, je vous l'atteste. La question était bien simple ; elle se bornait à celle-ci : En quoi consiste cette méthode ? est-elle nouvelle ? Quelques recherches auraient suffi pour la résoudre et pour dissiper le nuage qui cachait la vérité. *Nil novi sub cœlo.* N'est-ce pas, cher confrère, que cette maxime, appliquée à la médecine, est souvent d'une exactitude désespérante. Que de méthodes curatives, que de procédés chirurgicaux présentés comme nouveaux, et qui souvent ne sont que de pâles copies du passé ! En effet, combien de choses sont écrites dans ce passé, si riche en dépouilles précieuses ! « Le miroir prophétique de l'avenir, disait Vincent de Beauvais, est dans le miroir historial du passé. » Mais, de nos jours, je le crois, peu de gens pensent à y regarder. Les médecins surtout me paraissent trop absorbés par les découvertes nouvelles ; ils ne s'occupent que du présent. A la vérité, nous ne sommes plus au temps où la science était renfermée tout entière dans l'explication de quelques textes d'*Hippocrate*, de l'*Articella* de *Galien*, de la *Physique d'Aristote* et de deux ou trois livres d'*Avicenne*. Cependant n'est-il pas désirable que, tout en rendant aux travaux des modernes le juste hommage qui leur est dû, chacun se montre plus appréciateur des écrits laissés par les bons observateurs d'autrefois.

Gardez-vous bien d'attribuer ces réflexions à quelque humeur chagrine qui aime à s'exercer vis-à-vis des contemporains ; je serais désolé si vous alliez voir en moi un autre

Contemptor œvi, laudator temporis acti.

Je demande justice pour tous ; j'ai la certitude d'être compris et approuvé par vous.

Tout dernièrement, on reprochait à quelques écrivains hydrothérapistes, partisans peut-être trop excentriques de la méthode, d'avoir poussé l'exagération au point de donner à penser que pour eux le monde commençait avec l'hydrothérapie. Eh bien ! ne puis-je pas dire, à mon tour, que sous ce rapport beaucoup de confrères sont loin de croire le monde aussi vieux qu'il l'est réellement. C'est ainsi qu'un grand praticien de la capitale disait, l'année dernière, à M. le docteur Schmitz, de Marienberg, à propos de l'hydrothérapie: « En France, monsieur, nous ne faisons pas d'essais sur nos malades !... » Des essais ? très-illustre confrère ! mais relisez donc l'histoire, et vous ne tiendrez pas ce langage !

S'il y a un fait incontestable dans l'histoire de la médecine, c'est assurément l'antiquité de l'emploi hygiénique et thérapeutique de l'eau. On trouve même des preuves que chez certains peuples cet usage constituait à lui seul toute la thérapeutique. Par exemple, chez les Hébreux, on ne traita d'abord la lèpre et la gale que par les ablutions d'eau froide recommandées par Moyse ; plus tard on y ajouta les bains dans les eaux du Jourdain ; c'est de cette manière qu'Élisée guérit de

la lèpre Naaman , général des armées du roi de Syrie : *Vir
fortis et dives , sed leprosus.* Suivant le conseil du prophète,
Naaman prit sept bains dans le Jourdain, et il fut guéri. *Des-
cendit, et lavit in Jordane septies juxta sermonem viri Dei, et
restituta est caro ejus, sicut caro pueri parvuli , et mundatus
est.* (*L.* 4, *regum. c.* 5, *v.* 14.)

Les autres peuples de l'antiquité employaient l'eau froide
dans le même but. Il me paraît inutile de vous rappeler le
genre d'éducation que recevaient les Spartiates, et l'heureuse
influence qu'il eut sur leur constitution. Les Spartiates , éle-
vés d'après les lois de Lycurgue , étaient , vous le savez, les
plus beaux, les plus forts et les plus agiles de tous les Grecs.

A Rome, jusqu'à l'arrivée des médecins grecs (an de Rome
555), l'eau fut, à proprement parler, le remède le plus universel et le principal agent hygiénique. Et chose remarquable!
tant qu'il en fut ainsi , les Romains conservèrent une force
corporelle égale à leur grandeur d'âme. Tandis que , dé-
tournés de leurs premières institutions par la cupidité de ces
jongleurs, qui n'étaient médecins que de nom , ils s'amolli-
rent bientôt par des pratiques débilitantes. Leurs mœurs se
relâchèrent, leur vigueur s'éteignit ; la voie des conquêtes fut
perdue pour eux, ils s'avancèrent rapidement dans celle de la
servitude. Ils avaient abandonné le bassin du Tibre pour se
renfermer dans de luxueux édifices où tout était sacrifié à la
molesse, et rien à la raison. On n'allait plus au bain froid
pour débarrasser le corps de la sueur amassée dans les travaux des champs ou dans les exercices de Mars. On se lavait
à l'eau chaude pour purger la peau des onguents dont on l'en-
duisait deux ou trois fois par jour. « Depuis que les bains de

propreté sont inventés, disait Sénèque (ép. 89), les hommes
sont plus sales. *Postquam munda balnea inventa sunt, spurciores
sunt.* »

Il est vrai qu'on tenta bientôt de remettre en vigueur
l'usage de l'eau froide ; mais comme en ce monde les meil-
leures choses ne sauraient jouir du privilége d'une longue
durée, à Musa, à Charmis de Marseille, médecins psychro-
philes, succédèrent bientôt des médecins thermophiles. C'est
ainsi que plus tard on vit le docteur Hecquet, dont Sangrado
fut la plaisante copie, remplacer Th. Bartholin, Serdana et
Cirillo, *medici per aquam fridigam, aut per nivem et glaciem.*
L'histoire de notre art, nous devons le confesser, n'est le
plus ordinairement qu'une longue série de réactions contraires. Chaque siècle, à son déclin, voit renverser, détruire,
même oublier les travaux qui souvent ont illustré sa naissance. De même, nous voyons l'hydrothérapie passer, à différentes époques, au creuset de l'expérience, et chaque fois,
malgré la constance de ses succès, tomber promptement dans
un injuste oubli. Les causes les plus communes de ces nombreux revirements sont toujours, comme pour d'autres méthodes, tantôt l'abus ou l'excentricité où se jetèrent ses sec-
tateurs empiriques, tantôt le pouvoir de la mode. En un mot,
c'est l'histoire du monde ; on se fatigue de tout ; la satiété
remplace l'appétit ; à côté d'un éloge s'élève un blâme.

Ce rapide exposé suffit pour démontrer que c'est à tort que
nos adversaires reprochent à l'hydrothérapie une nouveauté
dangereuse. Mais leurs attaques ne se bornent pas à cette
fausse assertion ; ils nous en adressent de plus d'un genre ;
permettez-moi de fixer votre attention sur quelques-unes.

On dit généralement que l'empereur Auguste dut, un jour, son salut à l'emploi des procédés hydrothérapiques qui lui avaient été prescrits dans le cours d'une maladie dangereuse, par Ant. Musa, son affranchi et son médecin. Ce fait est rappelé de la manière suivante, dans une brochure d'ailleurs fort remarquable, et dont je vous parlerai plus amplement tout à l'heure (*Recherches historiques et critiques sur l'hydrothérapie chez les anciens et les modernes*, par A. L. Boyer, professeur de physiologie à la faculté de Strasbourg).

« Auguste était atteint d'une maladie grave qui avait résisté aux remèdes usités en pareil cas. Musa la combattit par des moyens opposés (les boissons et les applications froides). Ce traitement lui réussit....

» Fort de ce succès, Musa s'éleva contre l'usage de l'eau chaude, et prescrivit d'une manière générale les boissons et les bains froids comme un moyen hygiénique et thérapeutique presqu'universel....

» On se demandera, sans doute, si la panacée de Musa put tenir ce qu'elle avait promis ? Voici ce que l'histoire nous apprend : Auguste, guidé par Musa, fut toujours valétudinaire ; il eut, deux fois par an, des affections du foie et de la peau, dont il ne put jamais se délivrer. L'eau froide fit périr Marcellus, neveu d'Auguste. Ce prince mourut pendant qu'il subissait un traitement psychrothérapique prescrit par Musa, pour une maladie *assez légère* ; aussi accusa-t-on ce médecin d'y avoir eu recours pour satisfaire la haine de l'impératrice Livie. »

Or, malgré mes recherches, je n'ai pas lu précisément cela dans l'histoire. Pline dit qu'Auguste fut guéri *par la laitue* que lui avait conseillée Musa, son médecin : *Divus certè Au-*

gustus lactucà conservatus in œgritudine fertur , prudentia Musœ medici. **Lib. XIX. C. XXXVIII.** Suétone attribue cette guérison à des *fomentations froides : quià calida fomenta non proderant, frigidis curari coactus.* Dion Cassius dit que Musa rendit la santé à l'empereur avec certains *breuvages* et des *lavements* froids.

Malgré le peu d'accord qui règne entre ces historiens, admettons cependant, comme on le fait généralement, puisque Musa était psychrophile, qu'il traita et guérit cette fois son auguste malade au moyen de l'eau froide. Sera-ce une raison pour qu'on attribue les continuelles souffrances de cet empereur à l'emploi de la méthode hydrothérapique ? cette manière de raisonner serait au moins fort peu logique. Si je consulte Suétone, qui s'étend fort longuement sur la santé et sur le régime d'Auguste, voici ce que j'apprends. Ce prince fut *toujours* valétudinaire ; *durant tout le cours de sa vie*, il éprouva des maladies dangereuses ; il souffrit de la gravelle et de la sciatique ; il avait à la peau une démangeaison habituelle qu'il accrut par *l'abus du strigil* ; ce fut justement une maladie du foie qui fut guérie par Musa au moyen des fomentations froides. Quant au régime, voici, en peu de mots, ce qu'en dit le même historien : Son corps fatigué supportait difficilement les impressions du chaud ou du froid extrêmes ; aussi en hiver se couvrait-il beaucoup, *même les jambes*, tandis qu'en été il recherchait le frais et se faisait constamment éventer. Il prenait grand soin de sa personne ; à cet effet il se gardait bien de prendre trop *fréquemment des bains.* Mais en revanche, il se faisait souvent oindre et parfumer ; il suait dans des étuves sèches, et se lavait avec de *l'eau tiède* ou *échauffée au soleil.* Si ses douleurs nerveuses le forçaient à user des bains de mer ou des eaux albules (sources chaudes, aujourd'hui Bagni di Tivoli), il se bornait à s'y asseoir sur un petit siége de bois, agitant alternativement les pieds et les mains. (V. Suétone, vit. August., § 80 à 83.)

Auguste ressentait souvent des douleurs sciatiques qui le rendaient boiteux ; du moins c'est ainsi qu'on a entendu le passage suivant de Suétone : *coxendice, et femore et crure sinistro, non perindè valebat, ut sæpè etiam indè claudicaret :* eh bien ! pour calmer ces souffrances, il employait un remède qui, plus que les premiers, différait de l'hydrothérapie : *sed remedio arenarum atque arundinum confirmabatur.* Il se traitait avec du sable et des roseaux. — Comment appliquait-il ce remède ? — Ce n'est pas ici le lieu de commenter ce passage de l'historien latin. Si vous êtes curieux de le faire, consultez une note anonyme insérée dans le *Mercure de France,* du mois de janvier 1772, 1er vol., et Pouteau, OEuvres Posthumes, 1er vol., chapitre intitulé : *Réflexions sur le remède employé par Auguste*, etc. Pour moi, ce qu'il m'importe de constater, et ce que je trouve clairement démontré par les passages que je viens de citer, c'est que, si Auguste fit une fois usage des procédés hydrothérapiques, il n'eut pas lieu de s'en repentir, et, en second lieu, que le régime ordinaire de ce prince n'avait aucun rapport avec l'hydrothérapie. J'en conclus qu'on ne peut pas attribuer à cette méthode les souffrances habituelles du célèbre empereur. Il y aurait eu, à mon avis, plus de justice et de raison à rechercher la cause de cet état valétudinaire dans la vie turbulente et passionnée d'Octave.

Passons à Marcellus. *Heu, miserande puer !* A ce nom aussi illustre que malheureux , qui ne sent renaître les émotions de sa jeunesse ? qui ne se rappelle la terrible prédiction d'Anchise ? *Si qua fata aspera rumpas....* Mais aussi, qui s'attendait à cette étrange révélation ? La sentence fatale exécutée par le médecin Musa ! Dans les mains de celui-ci, l'eau , ordinairement si salutaire et si inoffensive, s'est changée en cruel poison ! Quel crime impardonnable ! il soulève l'indignation la plus grande contre la médecine et le médecin qui en sont les auteurs !.... Voyons, cependant, si l'hydrothérapie est un des coupables. Je trouve dans Dion-Cassius le passage suivant , remarquable par son laconisme : « Quelque temps après, Marcellus éprouva une maladie dont il mourut, bien que Musa l'eût traité comme il avait traité Auguste. » La nature de la maladie , celle du remède, le lieu de la mort , le soupçon d'un crime , rien de tout cela n'est exprimé dans ce passage. Suétone ne fait que mentionner ce grave évènement sans en indiquer la cause. Malgré cela, il nous est possible de découvrir la vérité, au moins pour ce qui nous intéresse en ce moment. Properce dit que Marcellus mourut à Baies, Bianconi le prouve dans ses lettres sur Celse. Cette opinion est aussi celle de quelques traducteurs de Virgile. Or, à Baies sont des sources chaudes d'eaux sulfureuses. Ces thermes étoient alors très-fréquentés ; ils ont joui pendant plusieurs siècles d'une grande vogue. Il est donc supposable , puisque Marcellus s'y trouvait au moment de sa mort, que ce prince y prenait des *bains chauds.* Ce n'était pas ainsi que Musa entendait la psychrothérapie ; quand il soumettait ses malades au traitement froid , loin de les envoyer à Baies , il les dirigeait sur

Clusium ou sur Gabies, où l'on prenait des douches froides , comme l'indiquent ces vers d'Horaces ,

Nam mihi Bajas,
Musa supervacuas Antonius, et tamen illis
Me facit invisum : gelidà cùm perluor undà
Per medium frigus.   (Épist. XV, lib. 1).

Vous le voyez, mon cher confrère, ces imputations ne sont nullement fondées ; c'est pourtant avec de telles armes que l'on fait souvent le procès d'une méthode.

Je confesse qu'il était nécessaire de faire la contre-partie des chants glorieux poussés par les partisans extrêmes et exclusifs de l'hydrothérapie ; mais , dans ce cas comme toujours, il convenait de garder la ligne moyenne , et de ne pas se laisser emporter trop loin par l'esprit de critique. Cette observation peut être appliquée à quelques passages du même ouvrage (1). Ainsi il est possible que le reproche suivant (page 47) , adressé à certains écrivains hydrophiles , soit mérité : « Dès qu'un auteur écrit ces mots : J'ai traité ou vu traiter une fois ou quelquefois avec succès une ou plusieurs maladies par l'eau froide, » vous affirmez qu'il est psychro-thérapiste pour ces affections, ou même d'une manière générale.» Mais est-il juste d'ajouter, page 49 : « Par ce procédé, vous avez transformé en fidèles croyants de la psychrothérapie Tissot, Zimmermann, Lorry, etc. » Cette observation est fausse et mal appliquée en ce qu'elle tend à faire croire que les auteurs dont les noms précèdent n'avaient pas foi

(1) *Recherches historiques, etc.*, par Boyer.

dans les bons effets de l'eau appliquée d'une manière rationnelle. Je soutiens au contraire que ces médecins célèbres
croyaient fermement aux vertus curatives de l'eau froide. Je
pourrais appuyer ce que j'avance ici par beaucoup de faits ; je
me bornerai à vous rappeler succinctement l'observation d'un
cordonnier allemand, tirée de l'histoire de la fièvre bilieuse
de Lausanne, et commençant par ces mots : *Sutor Germa-
nus. Cap. symptomatum curatio.* Cet homme, atteint par
l'épidémie, et n'ayant suivi qu'incomplètement les prescriptions de Tissot, tomba, au dixième jour de la maladie, dans
un état alarmant. Le météorisme était si grand que la peau
du ventre, distendue outre mesure, commençait à rougir ;
la respiration était très-courte. Tissot en était effrayé, et il
cherchait par quel remède assez puissant, et surtout assez
prompt, il détruirait de pareils symptômes, lorsqu'il se rap-
pela le crédit dont l'eau froide avait joui chez les anciens, et
ce que lui-même et quelques-uns de ses contemporains
avaient observé à cet égard. Dès-lors, il recommanda que des
linges pliés en quatre et *trempés dans de l'eau de fontaine très-
froide fussent appliqués* sur le ventre et renouvelés toutes les
quatre heures, et qu'autant de fois le malade *bût trois onces
de la même eau.* Deux heures ne s'étaient pas écoulées que
l'abdomen était moins tendu et la respiration plus facile.
Vers la troisième heure, une légère colique se fit sentir et
fut suivie immédiatement de selles bilieuses et gazeuses très-
abondantes. Les linges furent enlevés ; le malade dormit ; le
lendemain, le ventre était souple, il n'y avait plus de fièvre ;
enfin le malade guérit promptement, grâce à l'usage continué
de la même boisson, que très-souvent, dit Tissot, j'ai re-

connue fort avantageuse et que je regrette de voir abandonnée : *Brevi optimè convaluit non mutato potu, quem utilissimum sæpissimè deprehendi, et aquam obsolevisse dolendum est.* Il ajoute encore : *Nihil hodie nisi arte pharmaceuticâ præparatum et sœpè depravatum adhibemus;* aujourd'hui, nous n'employons rien qui ne soit préparé et souvent gâté par l'art du pharmacien ; les anciens étaient plus sages, l'eau froide était pour eux le tonique par excellence : *Sapientiores veteres, coctione perfecta, aquam frigidam egregium tonicum propinabant, etc.*

Tissot cite à ce propos des auteurs du premier ordre, par exemple : Hippocrate, Arétée, Galien, Alexandre de Tralles, Cœlius Aurélianus, Th. Bartholin, Bianchi, Fernel, Hoffman, Wan Swieten, Klockhof, Grainger ; et des observations rapportées par Zacutus-Lusitanus et par Combalusier. Enfin il termine en disant que ce remède héroïque peut tour à tour faire beaucoup de bien et beaucoup de mal, suivant qu'il est appliqué avec prudence ou mal à propos. Je demande à quelle méthode, à quel remède ces sages paroles ne soient pas applicables ?

Prudenter à prudente medico, abstine si methodum nescis. Telle doit être notre devise à tous.

Que pensez-vous encore de la statistique suivante, page 57 du même ouvrage (*Recherches, etc.*) : fièvres ardentes, administration excentrique de l'eau froide, mort. Hydropisies provoquées par la même cause. Fièvre tierce assez légère, affusions froides pendant le paroxisme, mort. Immersions froides chez de jeunes enfants malades ou délicats, mort subite ou rapide. Noble silésienne hystérique : bains de plus en plus froids ; un jour mort dans le bain : épanchement sanguin dans le crâne. Erysipèle de la face, fomentations froides, délire, mort, etc. ; le reste *ejusdem farinœ*.

Je pourrais aisément, transportant la guerre dans le camp ennemi, attaquer la médecine allothérapique par des arguments de même valeur. Pour cela je recueillerais, dans un ouvrage quelconque de clinique médicale, seulement les histoires de maladies dont l'issue a été funeste ; et mettant le traitement en regard, j'établirais à peu près le tableau suivant :

Fièvres graves traitées par les antiphlogistiques, *mort.*
Id.   par les évacuants,   *id.*
Id.   par les toniques,   *id.*
Pleuropneumonies traitées par, etc.,   *id.*

Puis, pour conclusion digne de semblables prémisses, je crierais bien haut que les médecins allothérapistes ne savent pas guérir, que toujours ils tuent ou laissent mourir leurs malades.

Quoiqu'il en soit, je m'empresse de reconnaître que l'ouvrage du professeur Boyer est une œuvre digne de la position qu'occupe son auteur. Bien qu'il n'ait eu d'abord en vue, ainsi qu'il le dit lui-même, que la satisfaction d'un point d'honneur médical, cependant il a su donner à cet écrit autant d'importance que d'intérêt par les immenses recherches historiques auxquelles il s'est livré : et, excepté les points que je viens de signaler, et qui ont échappé à sa plume, on ne rencontre dans sa critique ni exagération ni injustice. Après avoir prouvé jusqu'à l'évidence que sous les noms de psychrothérapie et de psychrolusie, l'hydrosudothérapie avait été connue des anciens, et que depuis elle fut, à différentes époques, mise en pratique par des auteurs très-recommandables,

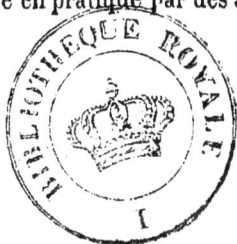

2

il distingue deux espèces d'hydrothérapie ; l'une qu'il appelle excentrique, l'autre rationnelle. C'est à la première que s'adressent particulièrement ses critiques, c'est en elle qu'il poursuit et flagelle ce honteux industrialisme qui a voulu transformer l'eau en panacée. « Elle a une partie commune avec l'hydrothérapie rationnelle, dit-il, page 57, c'est à celle-ci qu'elle doit ses succès ; elle-a une partie distincte, c'est l'origine de ses rêvers. La psychrothérapie rationnelle se montre tour à tour antiphlogistique, évacuante, sudothérapique, tonique, même perturbatrice...... et cependant, en mettant en œuvre toutes ses ressources, elle ne se regarde point comme une médication privilégiée ; la psychrothérapie excentrique, au contraire, s'attache surtout à l'un de ces modes, elle veut être principalement antiphlogistique, évacuante, hydrothérapique ; et ainsi réduite, elle se pose en remède à peu près universel. Elle dit « toujours » quand la raison dit « quelquefois. »

Cette juste distinction fait clairement connaître l'opinion de l'honorable professeur sur l'hydrothérapie rationnelle. Il déclare d'ailleurs que celle-ci a été employée par tous les grands médecins, que ses principes fondamentaux sont tous écrits dans Hippocrate, et que les hippocratistes les ont parfaitement développés. Il se rend compte de ses effets, et il les explique à l'aide des plus simples notions de la physiologie. Enfin, en concluant, il dit : « Je fais des vœux pour que des médecins instruits fondent des maisons de santé dans des sites montueux bien choisis, où se trouvent des eaux fraîches, vives, pures, et qu'ils y adoptent une manière de vivre simple, calme, analogue à ce qu'enseigne la nature à ceux qui savent l'étudier. Je ne doute pas que ces médecins n'obtiennent des succès qui feraient bientôt oublier tous ceux qui sont attribués à Priessnitz. Si toute fable doit avoir sa moralité, voilà, je crois, celle des historiettes de la montagne. »

Voici, mon cher confrère, un langage qui montre le cas que l'on doit faire des attaques passionnées, des dédains offensants qui ont accueilli à sa renaissance, la méthode hydrothérapique. M. Scoutetten avait déjà, dans un résumé historique complet, démontré l'antiquité de cette méthode et les bons résultats qu'on en avait obtenus toutes les fois qu'on avait restreint son application dans des limites rationnelles. Mais l'appui favorable, que ce savant professeur a ouvertement prêté à l'hydrothérapie, pouvait rendre, et rendait en effet son témoignage moins imposant aux yeux des personnes qui ne voient jamais que la surface des choses. Or, ici, le cas n'est plus le même. C'est un autre professeur, qui, poussé dans le principe par des idées de critique qui, d'abord adversaire, se livre à de nombreuses recherches ; il parcourt successivement les anciens et les modernes, et voilà qu'au fur et à mesure qu'il avance dans ce travail, toute l'importance de son sujet se dévoile à ses yeux ; il le voit, à différentes époques, subir des vicissitudes contraires, cependant sa valeur le surprend et l'intéresse : *margaritam reperit*. En homme habile, M. Boyer a bientôt fait la part du bien et du mal ; alors il montre au doigt l'excentricité, il stigmatise les coupables manœuvres du charlatanisme, et il proclame que l'hydrothérapie rationnelle doit rentrer dans le domaine de la saine thérapeutique dont un injuste oubli n'aurait jamais dû la bannir.

Cependant, malgré de si graves autorités, on trouve encore

dans un ouvrage d'hygiène, très-récemment publié, les paroles suivantes : « A elle seule encore, elle est (l'eau) dans ce moment même, tout un système médical, système appelé hydrosudopathie ou hydrothérapie, et qui bientôt ira rejoindre l'homœopathie, autre merveille du même genre, qui ne compte plus que quelques dupes. »

Ce langage est si tranchant, il paraît à la fois lancé avec tant de superbe et avec si peu de réflexion, que je me serais gardé de vous le présenter en parallèle avec l'opinion du professeur Boyer, si son auteur, M. le docteur Foy, n'était un homme de valeur. Aussi, je lui demanderai comment, pharmacien en chef d'un hôpital où des essais hydrothérapiques ont été tentés en 1842, il a pu concevoir sur cette méthode une opinion diamétralement opposée à celle des deux médecins distingués qui ont surveillé ces essais. MM. Devergie et Gibert n'ont pas méconnu la valeur de cette médication ; l'un et l'autre n'ont pas craint de faire connaître leur opinion sur elle, et ils n'ont pas hésité, quand l'occasion s'est présentée, à soumettre leurs malades au traitement hydrothérapique. Je me plais à enregistrer ici ce que disait M. Gibert, à l'une de ses leçons de clinique, sur les maladies de la peau : « Je déclare qu'elle (l'hydrothérapie) me paraît la médication la plus propre à compléter les cures entreprises par les traitements ordinaires. Nulle méthode n'est plus propre à favoriser la dépuration du sang et surtout à rétablir les fonctions importantes de la peau, qu'il est si difficile de réintégrer dans la plénitude de leur exercice à la suite des affections dartreuses un peu étendues. (*Journal des connais. médico.-chirurgic.* Août 1844, p. 47.)

L'hydrothérapie a fait la conquète de MM. Devergie et Gibert, elle n'a pu faire celle de M. Foy ! Il est clair que si ce dernier a vu, ce n'est pas avec les yeux de ses deux célèbres confrères.

Au reste, M. Foy se montre également sceptique envers d'autres méthodes. Sans égard pour l'autorité de l'éloquent professeur d'hygiène de la faculté de Paris, sans égard pour les faits attestés par toute l'Angleterre, et en grande partie publiés par John Sinclair, nonobstant les heureuses applications que M. le docteur Pravaz déclare avoir faites de l'organoplastie hygiénique à l'orthopédie, M. Foy ne croit pas aux effets de l'entrainement appliqué à l'homme. Il conçoit facilement que par cette méthode on fasse des chevaux plus forts, plus agiles et plus souples; mais, faire des boxeurs, des coureurs, des jockeys, etc., comme l'Angleterre a la prétention de le faire depuis long-temps ! allons donc ! M. Foy ne voit en cela que des cas rares et exceptionnels et non le résultat d'un genre d'éducation physique quelconque. Il ne veut ni croire, ni aller voir ! Il aurait dû, au moins, nous faire connaître les observations contraires, s'il en a, sur lesquelles il fonde son jugement. Car en physiologie la vaine argumentation des paroles ne saurait renverser un seul fait, quel qu'étrange que celui-ci paraisse, quand surtout il est attesté par tout un peuple et par des hommes réellement dignes de foi. D'ailleurs celui-ci ne s'accorde-t-il pas avec un principe reconnu par tous les bons physiologistes, et que Cabanis, entre autres, a formulé en ces termes : « L'homme est de tous les animaux celui que l'application fortuite ou *raisonnée* des différents corps de l'univers peut modifier *le plus*

fortement et le plus diversement.... par la puissance de l'éducation physique, ajoute-t-il, il est indéfiniment perfectible. »
M. Foy a-t-il donc oublié qu'Hippocrate a dit que, pour l'homme, *tout concourt, tout conspire, tout consent.* Qu'il y prenne garde, M. le pharmacien en chef, il s'attaque principalement à des méthodes qui se tiennent plus ou moins éloignées du sanctuaire de la pharmacie! il se pourrait que quelque nouveau Sganarelle lui rappelât qu'un certain M. Josse était orfèvre, et son compère M. Guillaume, marchand tapissier!
Trahit sua quemque voluptas.

Mais n'ayant à m'occuper ici que de l'hydrothérapie, je renvoie M. Foy à la clinique de M. Piorry; là, M. l'incrédule apprendra que cette méthode traitée par lui si cavalièrement est mieux considérée par cet honorable professeur, qui a eu l'heureuse idée de l'appliquer à deux cas d'intoxication saturnine générale. (V. *Gazette des Hôpitaux*, n° 146, 1844.)

Dernièrement, M. Brière de Boismont entretenait la Société médicale d'émulation de Paris, d'un homme atteint de tétanos, contre lequel on devait employer le traitement hydrosudopathique dans toute sa rigueur. Ce malade faisait partie du service de M. Honoré, à l'Hôtel-Dieu.

Quoi! c'est en vain que M. Guersant recommande les lotions et les affusions froides dans certaines fièvres éruptives, à la manière de Currie; c'est en vain que M. Gendrin ordonne les immersions froides à ses malades atteints de fièvres graves; que Sanson déclare que l'eau a la même puissance thérapeutique que les aromatiques et les autres sédatifs, c'est encore en vain que M. Baudens s'écrie, à peu près comme le vénérable Percy, que la chirurgie des cas aigus peut être entièrement faite avec la lancette et l'eau glacée, et M. Foy ne peut nous dire autre chose à propos de l'eau, si ce n'est qu'elle sert à préparer les bouillons et les tisanes ! — Eh, pardon ! j'oubliais que M. Foy dit plus bas que *l'eau est un des meilleurs agens thérapeutiques connus !* — décidément, ce n'est pas à l'eau, c'est à la méthode qu'il en veut.

Je termine ces débats, mon cher confrère ; je regretterais de vous y avoir retenu aussi long-temps, si je ne les avais crus utiles au soutien de mes assertions en faveur de l'hydro- thérapie. J'ajoute que, dans ce temps de laborieuses recher- ches, on ne doit rien proscrire à priori : les faits les plus étranges et les plus contraires aux idées reçues, pouvant ren- fermer des vérités importantes, réclament, dans tous les cas, un examen scrupuleux, quelle que soit la source qui les a fournis ; à plus forte raison mériteront-ils la plus grande con- sidération, quand ils seront appuyés par des noms honora- blement connus dans le monde savant. — Le prince des poëtes latins lisait quelquefois les œuvres d'Ennius ; on l'en- tendit dire à ce sujet : *se aurum colligere de stercore Ennii.* Pouteau ne se montra pas dédaigneux pour le remède du ca- pucin de Malthe : ce célèbre chirurgien considérait l'eau à la glace, prise en boisson, comme un précieux spécifique contre une certaine période du traitement des maladies cancéreuses. — « Le spécifique que j'ai à proposer, dit-il, pour détruire, après l'opération, les restes épars des levains cancéreux, n'est aucun de ceux qu'on exalte depuis quelques années, tels que la *belladone*, la *ciguë*, la *jusquiame*, les *baies de truffes rouges*, quoique tous ces remèdes puissent servir comme auxiliaires, le *seul spécifique auquel je donne toute ma confiance*, le seul

Hercule capable d'abattre les sept têtes du monstre de Lerne, pour donner quelque chose à la pompe du style figuré, n'est autre que le *remède bannal* du docteur Sangrado ; car il vaut mieux prévenir que d'attendre l'ironie. Quoi, donc, s'écriera-t-on , *de l'eau ?* rien que de l'*eau* contre le vice cancéreux !. . etc.» Suivent des observations qui prouvent en effet la bonté du spécifique. (Pouteau, OEuvres posthumes, 1er vol.)

Je vous ai dit plus haut, que l'hydrothérapie moderne est plus complexe que l'ancienne, j'ajoute qu'elle est plus efficace. Je vous ai dit que ses ressources ne se bornent pas aux différentes applications de l'eau froide, que pourtant elle a su varier et utiliser plus méthodiquement ; mais qu'elle emploie encore un plus grand nombre d'agens ou de moyens qu'elle ne considère pas seulement comme de simples adjuvans de l'eau, mais plutôt comme des parties essentielles du traitement.

Celui-ci ne peut donc pas être scindé ; le malade doit être soumis à l'action simultanée des divers agens employés par la méthode, sous peine de n'obtenir que des résultats imparfaits. Ainsi, l'eau, *intus et extrà*, l'enveloppement sec ou humide, le mouvement, l'insolation, l'air atmosphérique, le régime alimentaire, tous ces moyens habilement dirigés par le médecin doivent concourir à la fois, et suivant, leurs effets, à l'entretien ou au rétablissement de la santé.

Cette simple observation vous apprend que l'hydrothérapie ne peut pas être appliquée indifféremment en tous lieux, et elle vous indique aussi les conditions qui doivent présider à l'organisation d'une maison de santé destinée au traitement hydrothérapique.

La première est de rechercher une ample exposition so-
laire et un air vif, sec et pur ; par conséquent, on devra choisir
un lieu convenablement élevé, éloigné à la fois des eaux sta-
gnantes et des grands fleuves, à une distance d'autant plus
grande des villes que celles-ci seront plus populeuses, plus mal
percées et plus manufacturières. La maison d'habitation sera
isolée et dégagée de tout ce qui pourrait faire obstacle au renouvellement de l'air et à l'action des rayons solaires.

Comme dépendance essentielle d'un tel établissement, on
devra joindre un terrain vaste, clos et bien planté où les malades pourront sans gêne se livrer à différens exercices ; à ce
dernier effet, on réunira dans ce jardin des jeux et des appa-
reils gymnastiques de toutes sortes. On devra encore autant
que possible , y multiplier les fontaines à eaux jaillissantes et
pures , afin de faciliter l'exécution des prescriptions relatives
au boire ; on n'emploiera dans ce but que de bonnes eaux
de source, dont la température constamment basse est moins
influencée par la variation des saisons , que celles des fleuves
ou des rivières, qui, outre qu'elles s'échauffent ou se refroi-
dissent suivant la température extérieure, ont encore l'inconvénient d'être le réceptacle des égoûts des villes qu'elles tra-
versent.

Il va sans dire que l'établissement devra être propriétaire
de la source ou du ruisseau qu'elle fournit, et que ces eaux
convenablement dirigées alimenteront les douches et les
bains de toute espèce , où elles se renouvelleront constamment et suffisamment.

La proximité d'un site montueux et accidenté augmentera
encore les avantages de cette position, d'une part, en exerçant

dans les promenades un plus grand nombre de muscles, en variant les efforts musculaires ; d'autre part en récréant l'esprit par la variété des points de vue.

Telles sont, à mon avis, les conditions essentielles de premier établissement que doivent rechercher les médecins qui veulent se livrer à l'application en grand de l'hydrothérapie. Je dois vous dire que malheureusement elles n'ont pas été très-rigoureusement observées partout. Delà vient sans doute la différence des résultats obtenus relativement à certaines maladies, dans les diverses maisons de santé hydrothérapiques. Cependant il était aisé de comprendre que l'oubli de quelques-unes de ces conditions est un fâcheux contresens pour une méthode, qui ne tend à rien moins qu'à retremper l'homme malade au foyer de la nature, pour une méthode, qui emprunte ses principales vertus curatives aux sources même de la vie. En effet, il ne peut être indifférent pour un sujet scrophuleux, par exemple, d'habiter la ville ou la campagne, puisqu'il est démontré par les observations de M. Baudelocque, que la respiration d'un air non renouvelé est une des principales causes des scrophules ; de même pour ces nombreux malades, rhumatisants, goutteux, névropathiques ou autres, soit que le principe de leurs maux réside dans l'impureté et l'humidité de l'air des villes, ou dans un défaut d'insolation, soit qu'il ait pris sa source dans les écarts de toutes sortes qui sont plus ou moins habituels aux citadins, ce ne sera pas en vain que légèrement vêtus, ils s'exposeront aux rayons solaires, qu'ils s'exerceront au milieu d'un air vif et pur, loin des exhalaisons méphitiques des grandes cités, et qu'ils mèneront une vie simple, frugale et régulière, libérée de tous soins domestiques ou *professionnels*. Au reste, l'expérience a déjà confirmé la valeur de cette assertion ; tels malades qui n'avaient obtenu aucun résultat avantageux de leur séjour dans les établissements hydrothérapiques situés à la porte de *Vienne*, ont trouvé leur guérison au hameau de *Græfenberg*.

Vous savez, mon cher confrère, quelle importance on attache, en médecine, à l'éloignement des causes des maladies, dont la recherche a si vivement occupé les plus grands esprits. Vous vous rappelez que *Fernel* disait : Les causes sont si étroitement liées aux maladies, qu'il est impossible que celles-ci disparaissent, tant que celles-là subsistent....... tant qu'une cause déploie son énergie, son effet doit subsister..... Donc, soustraire les malades à l'influence des causes pathogéniques, c'est observer un des préceptes fondamentaux de la médecine ; c'est déjà combattre utilement la maladie ; souvent cela seul a suffi pour opérer une guérison depuis long-temps attendue en vain. Est-il possible d'observer cette règle plus complètement que le font les vrais hydrothérapistes ? Ceux-ci n'ont pas, au moins quelques-uns, et je déclare être de ce nombre, la prétention de saisir plus directement que leurs confrères allothérapistes, certaines causes des maladies ; mais en obligeant le malade à une existence essentiellement contraire à celle adoptée jusqu'alors par lui, ils sont, pour le moins, assurés d'éteindre la fâcheuse influence de celles qui dépendent de l'habitation et du genre de vie. C'est encore en cela que l'hydrothérapie moderne s'est montrée supérieure à l'ancienne ; et c'est aussi ce qui lui prépare un plus long avenir qu'à son aînée.

Malgré l'indication donnée déjà par Hérodicus , par Athe-

née et par l'école de Salerne, des effets avantageux de la Diététique et de la Gymnastique, appliquées à l'entretien de la
santé ou à la cure des maladies, les médecins, qui ont fait
autrefois un emploi thérapeutique de l'eau froide, à l'exception de quelques-uns, tels que Lanzani et Floyer, se sont
bornés en quelque sorte à la seule administration de ce liquide, et ont plus ou moins négligé l'hygiène. C'était au milieu de leurs habitudes, souvent même auprès du foyer du
mal, que les malades subissaient le traitement. Celui-ci était
nécessairement contrarié par une semblable négligence ; il
n'est donc pas étonnant qu'il n'ait fréquemment conduit qu'à
des succès lents et incomplets. D'ailleurs, comme le dit
M. Scoutetten : « L'eau n'était entre les mains de ces médecins qu'un moyen empirique associé à d'autres remèdes dont
l'action était souvent contraire à celle de l'eau. » Cependant,
Floyer avait donné un utile enseignement, en fondant un
établissement de bains froids, près d'une source située dans
le voisinage de Lichtfield. Jusqu'à ce jour, ce bon exemple
n'avait pas été imité.

Mais ce n'est pas seulement dans le soin que nous prenons
à éloigner les causes des maladies que nous différons de nos
devanciers. Nous avons encore sur eux un avantage inappré-
ciable, c'est de pouvoir mettre à profit les travaux récents
dont les chimistes ont enrichi le domaine de la physiologie.
Grâces aux expériences des membres de la commission
chargée de l'examen de la gélatine ; grâces aux travaux de
MM. Dumas, Boussingault, Payen, Bouchardat et Sandras,
nous sommes mieux éclairés sur les phénomènes de l'assi-
milation : nous savons en quelque sorte par quel choix d'ali-

ments nous pourrons réparer plus promptement les pertes éprouvées par l'économie. L'organoplastie hygiénique nous ouvre encore une voie toute nouvelle, et qui ne peut manquer d'être féconde en beaux résultats.

L'heureuse influence du mouvement sur la nutrition et sur le développement de nos organes est si bien démontrée, et si généralement connue depuis long-temps, que je ne crois pas nécessaire de m'y arrêter. *Otium corpus hebetat, labor firmat.* CELSE. Cependant , je vous demanderai quels fruits cette connaissance a portés ! — Quand, après avoir considéré les formes presque herculéennes des statues antiques , on arrête ses regards sur les hommes de notre époque, n'est-on pas douloureusement affecté ? Certes la comparaison n'est pas à notre avantage. Il est évident que cette différence ne reconnaît pas d'autre cause que notre régime de vie.—Chacun a fait cette remarque, néanmoins personne ne songe à en profiter. On rougirait aujourd'hui d'imiter les plus grands hommes de l'antiquité, qui partageaient leur temps entre les affaires et les soins du corps : *Singulæ enim diei horæ ità distributæ erant, et victui ità accommodatæ gymnastice, ut quilibet vel negotiosus homo, nihil à negotiosà vità detrimenti caperet.* (BAGLIVI, *cap,* 14 , *T.* 1. — Le grand Scipion ne rougissait point de s'exercer à la danse. *Scipio triumphale illud et militare suum corpus movebat ad numeros.* SENEC. *de Tranquilli. anim. Cap.* 15. C'est ainsi que la généralité des hommes d'alors atteignait une longévité remarquable, et qui de nos jours n'est plus qu'une très-rare exception.

Ainsi donc, la diététique et la gymnastique médicale sont des parties intégrantes de notre méthode ; passons à celle qui peut être appelée avec raison l'hydrothérapie.

L'eau froide, qui en est le seul agent, est employée : inté-
rieurement, en boisson, en lavements et en injections ; exté-
rieurement, en bains généraux ou partiels, en douches,
affusions, lotions, ablutions, en fomentations et en frictions
avec la main ou par-dessus un drap mouillé. Je ne vous
ferai point la description de chacun de ces procédés ; ces
détails, que vous trouverez dans beaucoup d'écrits sur l'hydrothérapie, m'entraîneraient au-delà des bornes que je me
suis fixées. Je les réserve d'ailleurs pour une occasion plus
convenable, et qui se présentera aussitôt que j'aurai complété
des recherches, ayant pour but de déterminer le genre d'influence, que les procédés hydrothérapiques peuvent exercer
sur les matières excrémentielles.

Il ne s'agit, pour le moment, que de vous donner une
idée générale de la méthode, au point de vue thérapeutique.

Mais avant tout, et pour éviter de nombreuses répétitions,
je crois utile de vous rappeler quelques considérations sur
l'action du froid sur l'économie animale. — Notez bien, mon
cher confrère, que, pour donner plus de poids à mes assertions, je vais m'appliquer spécialement à les appuyer, tout à
la fois, par des faits et par les opinions d'auteurs célèbres, et
que je choisirai de préférence ces derniers, parmi ceux qui
n'ont pas écrit en vue de l'hydrothérapie. Cette manière de
faire fournira, je l'espère, une preuve irrécusable que notre
méthode est basée sur des principes très-anciennement
connus et proclamés par des médecins illustres.

Je commence par un passage de Cabanis. — Rapports du
physique, etc., 8e Mémoire : « Pour se faire une idée juste
et complète des effets de l'air froid, ou si l'on veut, du froid
en général, sur les corps vivants, il faut nécessairement tenir

compte de son degré d'intensité et de la durée de son application ; car, suivant que *le froid est plus ou moins intense, et
que son application est plus ou moins prolongée, ces effets sont
très-différents.* Un froid modéré, qui n'agit que *passagère-
ment* sur nous, produit un léger resserrement de tous les
vaisseaux qui rampent à la superficie du corps et des bronches
pulmonaires. Cette première impression est suivie d'une
réaction prompte, qu'on peut facilement reconnaître au coloris plus brillant du visage, quelquefois même à la rougeur
foncée soit de toute la peau, soit uniquement de celle des
parties spécialement frappées par le froid. Ainsi d'un côté, le
ton des solides est augmenté directement ; de l'autre, un vif
sentiment de force se communique à toutes les divisions du
système ; et le principe des mouvements agit avec un surcroît de vigueur et d'aisance, correspondant à celui que
viennent de recevoir l'énergie tonique et le ressort des organes moteurs.

» ...... Or, toutes ces circonstances réunies concourent
au même but, à produire *cette augmentation de force et de
liberté dans tous les mouvements et dans toutes les fonctions,*
que nous avons dit être la suite de la première impression
d'un froid qui n'est pas excessif.

» Quand le froid est plus violent, et surtout *quand il s'applique pendant un temps plus long* soit au corps tout entier,
soit à quelqu'une de ses parties, il paraît que son effet com-
primant demeure renfermé dans les mêmes limites que ci-
dessus ; mais la réaction n'a pas lieu de la même manière.
Le froid exerce alors son action *propre*, c'est-à-dire, qu'il
agit comme *sédatif direct* ; il suffoque les mouvemens vitaux

dans les parties exposées à son action, et frappe ces parties d'une espèce particulière de gangrène, etc.

» .... L'effet d'un froid médiocre est donc d'*imprimer une plus grande activité à tous les organes musculaires ; d'exciter toutes les fonctions sans en gêner aucune; de donner un plus grand sentiment de force ;* d'inviter au mouvement et à l'action. Dans les *temps et dans les pays froids, on mange et l'on agit davantage.....* »

Ces idées suffisamment développées et commentées sont toute l'hydrothérapie proprement dite; je défie les partisans excentriques de la méthode de donner une explication plus claire et plus vraie des effets du froid! Aussi, je suis étonné que la plupart de ceux-ci, au lieu de chercher à présenter l'hydrothérapie comme une méthode, et presque comme une science nouvelle, n'aient pas plutôt cherché à soutenir ses premiers pas par le crédit que donne toujours l'appui de noms justement respectés. Tout y aurait gagné en considération, et la méthode et ses partisans. Je leur reproche encore de n'avoir pas, en parlant des effets du bain froid, cité dans leurs écrits les expériences de MM. Bégin et Rostan ; il me semble que les noms de ces médecins célèbres étaient bien propres à appeler la confiance publique et à rassurer les plus effrayés. Pour éviter cette faute, et pour m'aider dans le développement de mes propositions, je vous citerai un passage de l'art. *Scrophules,* du dictionnaire des Sciences médicales, dans lequel M. Bégin rend compte des observations faites sur lui-même. C'était en 1819, par conséquent long-temps avant qu'il fut question de Priessnitz; du 12 au 20 octobre, le thermomètre marquant de $+ 2°$ à $6°$ Réaumur, M. Bégin prit 9 bains

dans la Moselle, sous les remparts de Metz. « A l'instant même
où l'on se précipite dans l'eau, dit-il, on éprouve une vive
sensation de refoulement des liquides dans les grandes cavités
et spécialement dans le thorax; la respiration est haletante, en-
trecoupée, très-rapide ; il semble qu'incessamment elle ne
pourra plus s'exécuter ; la peau est pâle, le pouls concentré,
petit, profond et dur, tous les tissus sont rigides; on ne tremble
pas, mais il existe un spasme universel, avec lequel se concilie
à peine la régularité du mouvement. Après deux ou trois minutes au plus, le calme renait et succède à cet état pénible et
presqu'insupportable ; la respiration s'agrandit, le thorax se
dilate , les mouvements sont redevenus libres et faciles, la
chaleur se répand sur la peau, toutes les actions musculaires
sont vives, légères et assurées; on croit sentir que les téguments
et les aponévroses sont appliquées avec plus de force sur les
muscles, et que ceux-ci, mieux soutenus, agissent avec plus de
précision , plus de force , plus d'énergie que dans l'état naturel ; bientôt une vive rougeur couvre toute la surface du
corps; une sensation très-prononcée et très-agréable de chaleur
se répand sur la peau ; il semble que l'on nage dans un liquide
élevé à trente ou trente-six degrés de chaleur; le corps semble
vouloir s'épanouir, afin de multiplier les surfaces de contact :
le pouls est plein, grand , fort régulier; peu de sensations
sont aussi délicieuses que celles qu'on éprouve en ce moment :
tous les ressorts de la machine animée ont acquis plus de sou-
plesse, de vigueur et de fermeté qu'ils n'en avaient précé-
demment; les membres fendent avec facilité le liquide qui ne
leur offre plus aucune résistance ; on se meut sans effort avec
vivacité , et surtout avec une légèreté inconcevable. Cette

5

sensation ou plutôt cet état dure quinze ou vingt minutes ;
le bien-être diminue ensuite graduellement, et bientôt le froid
se fait ressentir. Alors, si l'on ne s'empresse de sortir de l'eau,
des frissons et bientôt après un tremblement général s'empa-
rent de la machine ; les mouvements deviennent si pénibles,
que certaines personnes courraient le danger de se noyer,
surtout lorsque le bain se prend dans un fleuve profond. Il ne
faut donc jamais attendre le renouvellement complet du froid
et la chute entière de la réaction. En sortant un peu auparavant, on n'éprouve aucune sensation désagréable ; et en pas-
sant de l'eau à l'air, la mutation presque insensible occasionne
plutôt un sentiment de chaleur que de froid, malgré le vent
et malgré l'évaporation du liquide qui couvre la peau. On ob-
serve un fait fort remarquable, c'est que les téguments sont
presque insensibles au contact des corps extérieurs : ce phénomène est tel, que le passage du linge avec lequel on s'essuie,
n'est pas senti. »

Il résulte de ce qui précède que le bain froid produit des
effets qui diffèrent en raison de sa durée. Ceux-ci peuvent
donc être divisés : en primitifs, qui consistent dans la soustraction du calorique, la rétraction des vaisseaux et la rigi-
dité des tissus ; en secondaires, qui sont, par ordre de suc-
cession, le retour de la chaleur à la peau, une plus grande
liberté dans les mouvements musculaires, un sentiment de
force et d'agilité plus grandes, une vive rougeur qui couvre
toute la surface du corps, enfin une sensation très-prononcée
et très-agréable de chaleur répandue sur toute la peau ; enfin,
en effets tertiaires : ceux-ci ne se manifestent que lorsque le
bain est prolongé au-delà de la durée des phénomènes réac-

tionnaires, ils consistent dans la diminution graduelle du bien-être précédent, le retour du froid, les frissons, le tremblement, la gêne dans les mouvements, la diminution de la sensibilité, etc.

Il est bon de remarquer que les expériences de M. Bégin ont été faites à une température très-basse, qui ne pourrait être impunément supportée par tout le monde. En hydrothérapie, le bain général est très-rarement employé à un degré aussi froid, et dans tous les cas, il n'est pas aussi prolongé ; ce n'est le plus souvent et à proprement parler, qu'une simple immersion. Pour les bains partiels, c'est le contraire, ils s'emploient fréquemment à une très-basse température, et sont quelquefois très-prolongés.

Il existe entre les effets primitifs et les effets secondaires, une liaison telle que ceux-ci ne peuvent exister sans ceux-là, qu'ils en sont la conséquence ordinaire, quelle que soit la durée de l'application du froid, et qu'ils sont presque toujours avec eux en rapport d'intensité. Or, vous pouvez remarquer que les premiers ayant duré dans les expériences ci-dessus, deux ou trois minutes, les effets secondaires durèrent quinze à vingt, malgré la continuation du bain : bien plus, cette soustraction incessante de calorique, opérée par le renouvellement continuel d'eaux très-froides, avait exagéré la caloricité de la peau à tel point que M. Bégin croyait nager dans un liquide élevé à plus de $+ 30^\circ$; et loin d'être incommodé par cet état extraordinaire, il dit que *peu de sensations sont aussi délicieuses que celles qu'on éprouve en ce moment.* Il ressort de là un fait capital, c'est que la réaction est beaucoup plus durable que les phénomènes primitifs ; et ce qui se passe dans les établissements hydrothérapiques , prouve qu'elle peut être encore beaucoup plus prolongée, si on quitte le bain un certain temps avant le développement des effets tertiaires, et si on se livre de suite à l'exercice. On peut toujours compter sur elle ; forte ou faible, elle manque très-rarement ; *il faudrait,* disent **MM.** Fournier et Bégin, même article , *qu'après l'application d'un irritant aussi énergique , le sujet touchât au dernier terme de la débilité vitale, pour que cette réaction n'eût pas lieu.* Dans ce cas , vous le comprenez, l'hydrothérapiste prudent s'abstient, ou ce n'est qu'après avoir préparé son malade par des pratiques plus douces , qu'il arrive à lui appliquer les moyens les plus énergiques.

L'application du froid étant prolongée, à la stimulation succèdent les effets tertiaires ou sédatifs : ce grand mouvement circulatoire, cette conduction énorme de calorique cessent graduellement ; les parties refroidies perdent leur sensibilité normale ou exagérée, leur vitalité est *amoindrie.*

Ainsi donc, suivant que le bain sera court ou prolongé, il deviendra excitant ou sédatif ; il pourra l'être à des degrés différents, suivant qu'on variera la température du liquide.

Si vous arrêtez un instant votre attention sur ce qui précède, mon cher confrère , vous trouverez que ce n'est pas sans raison qu'on a attribué à l'hydrothérapie des effets variés et souvent contraires, puisque dans l'application du froid seulement résident deux actions opposées, la stimulation et la sédation. La première habilement employée devient encore un puissant moyen de dérivation : le calorique affluent, en vertu de la réaction , dans l'organe stimulé par le froid , est emprunté à la source commune ; hé bien ! supposez

que, par un trouble morbide, ce fluide soit en excès dans
quelques parties, celles-ci en seront promptement débar-
rassées, si par une application méthodique du froid, on
transporte en un point éloigné les courants de calorique, ou
les liquides qui en sont le véhicule. C'est de cette manière
qu'un pédiluve froid, portant la réaction dans les pieds, dis-
sipe les douleurs de tête ; que le bain de siége froid rappelle
le flux menstruel accidentellement supprimé, etc.

L'usage habituel du bain froid produit encore une série
d'autres phénomènes qu'on pourrait appeler consécutifs; mais
les modifications que ceux-ci impriment au corps en général,
étant particulièrement sensibles à la peau, permettez-moi de
vous exposer ici quelques considérations préalables sur les
fonctions de l'organe cutané. J'arriverai ensuite plus aisément à vous expliquer en quoi l'influence consécutive des
procédés hydrothérapiques est aussi généralement favorable
à l'économie.

La peau, vous le savez, est perméable aux gaz et aux liquides soit intérieurs, soit extérieurs ; « elle n'est, dit
M. Raspail, qu'une vaste branchie qui doit fonctionner à l'in-
star du poumon..... la peau transpire et respire. » Or, pour
remplir ces fonctions importantes dans toute leur intégrité,
cet organe est-il entretenu chez tous les hommes, dans un
état parfait d'activité ? — Si vous le voulez-bien, j'emprun-
terai au vénérable Hufeland la réponse à cette question.

« Personne ne disconviendra qu'un organe aussi impor-
tant (la peau) ne soit une des colonnes de la vie et de la
santé. Aussi conçoit-on avec peine qu'on ait pu en négliger
tout-à-fait le soin parmi les modernes, et jusque chez des

peuples fort éclairés. Bien loin même de s'en occuper, on fait dès l'enfance tout ce qu'il faut pour en obstruer les pores, pour la plonger dans l'atonie, dans une sorte de paralysie. La plupart des hommes ne prennent, pendant toute leur vie, d'autre bain que celui du baptême ; leur peau est donc obstruée par la sueur et la malpropreté qui s'y accumulent chaque jour ; *les vêtements trop chauds, les fourrures, les lits de plumes*, l'affaiblissent et la relâchent ; le mauvais air des appartements renfermés et la vie sédentaire la paralysent. Je crois donc pouvoir avancer sans exagération, qu'elle est à moitié obstruée et privée d'action chez la plupart des hommes. »

Ces observations du célèbre professeur de Berlin n'ont rien d'exagéré. Tous les jours, nous rencontrons des gens fort souffrants, dont toute la maladie consiste principalement dans l'atonie de la peau ; état, qu'ils ont eux-mêmes développé, soit par le défaut de soin, soit par des sollicitudes mal entendues, telles que la recherche des vêtements trop chauds, des fourrures et des lits de plumes ; la vie sédentaire dans des appartements renfermés et trop chauffés ; *l'abus des bains tièdes*, etc. C'est ainsi que l'usage des vêtemens de flanelle a pris un si grand crédit, malgré les efforts de quelques médecins et entre autres de Cheyne, qui blâmait fort cette coutume que nous avons prise des Anglais. De nos jours, beaucoup de gens en portent autant par précaution que par nécessité ; les médecins les recommandent généralement et s'accordent à leur reconnaître de très-bons effets. J'ai long-temps pensé ainsi et je me rappelle avoir attribué certaines guérisons à l'emploi de la flanelle. Cependant, ce n'est au fond qu'un moyen palliatif ; en effet, loin de donner à la peau cette vigueur qu'elle a perdue, loin de diminuer cette excitabilité extrême, qu'elle a acquise par une soustraction presque constante à ses excitants naturels, la flanelle ne peut que protéger la faiblesse accidentelle de cet organe ; elle ne saurait lui rendre la force nécessaire pour résister aux vicissitudes atmosphériques. Bien plus, son usage long-temps continué entretient cette faiblesse, ce relâchement de l'organe cutané, au point de rendre dangereuse l'adoption subite d'une coutume contraire. Telle est la puissance de l'habitude, que ce qui ne convient pas dans l'état normal devient utile , même indispensable aux tempéraments acquis par des usages vicieux! « Ie ne sçais, dit Montaigne qui demandait à un de nos gueux, qu'il voyait en chemise en plein hiver, aussi scarbillat que tel qui se tient emmittonné dans les martes iusques aux aureilles, comme il pouvait avoir patience.— « *Et vous, monsieur,* respondit-il, *vous avez bien la face descouverte : or moy, ie suis tout face.* » Cette réponse pleine de sens me rappelle que Zimmermann disait, à propos de l'habitude de se vêtir, qu'on se couvre plus pour faire voir la couverture que pour défendre le corps des injures de l'air.

C'est donc notre tendance habituelle à l'exagération qui fait tout le mérite des vêtements de flanelle , c'est encore notre mollesse qui nous retient sous cette tutelle aussi incommode que fâcheuse. Je signale avec plaisir, comme une confirmation honorable de mon opinion , les paroles suivantes de M. Londe : « L'usage de la laine sur la peau est un des moyens les plus précieux que possède la thérapeutique ; mais il est en même temps la source de la majeure partie des infirmités pour la guérison desquelles il est le plus puissant agent. »

Vous verrez bientôt, mon cher confrère , que, grâces aux procédés hydrothérapiques, non-seulement les vêtements de flanelle ne sont pas nécessaires , mais encore que dans la grande majorité des cas, il n'est point aussi dangereux qu'on le suppose, de renoncer à l'habitude de les porter. Je dis en outre que l'abandon de cette habitude est indispensable à la guérison de certaines affections contractées sous les influences précitées. Enfin, pour finir le procès des vêtemens de flanelle, j'ajoute que, plus que ceux de toile ou de coton, ils obligent à des soins de propreté très-multipliés et très-minutieux.

Quoi qu'il en soit, il me paraît démontré que la peau, *cette colonne de la vie et de la santé*, comme l'appelle Hufeland, est généralement très-mal entretenue et qu'en conséquence elle ne doit remplir qu'à demi le rôle qui lui a été assigné par la nature. Cette imperfection plus ou moins considérable des fonctions d'un organe aussi étendu doit avoir une grande influence sur la génération des maladies. Ce n'est pas que la nature ne cherche souvent à suppléer au défaut de transpiration cutanée par l'augmentation d'une autre évacuation, par exemple, de celles des urines ou des selles ; mais cette substitution ne peut jamais remplacer utilement la fonction supprimée ou imparfaite. Car, ainsi que l'a fait remarquer Lind, dans son traité sur le scorbut, chaque organe excrétoire en particulier évacue certaines matières qui ne peuvent point être séparées par un autre couloir aussi avantageusement pour la santé. La quantité des humeurs peut être ainsi diminuée, mais leur mauvaise qualité persiste.

Au reste, l'importance du libre exercice des fonctions de la peau, déjà annoncée par la théorie, peut être démontrée par les faits. « Si on revêtait la peau d'un vernis imperméable aux alternatives de cette double fonction, dit M. Raspail, on tuerait l'animal à petit feu, comme on tue la chenille, en plaçant une goutte d'huile à l'ouverture stigmatique de ses trachées. » L'expérience indiquée par ce physiologiste a été exécutée et variée par M. le docteur Fourcault. Dans son ouvrage sur les causes générales des maladies chroniques et spécialement de la phtisie, ce médecin signale, au nombre des plus influentes, toutes celles qui font obstacle aux fonctions excrétoires de la peau. Après avoir fait remarquer que l'influence de la suppression de la transpiration cutanée dans la production des maladies, n'a été considérée jusqu'à lui que d'une manière générale, et qu'on n'a point cherché à connaître le mode d'action des divers éléments, que la peau cesse d'éliminer, sur l'altération du sang, et sur les lésions locales observées dans le cours des inflammations et des fièvres graves, etc. M. Fourcault annonce qu'après avoir supprimé artificiellement la transpiration cutanée chez les animaux, au moyen d'enduits imperméables, il a vu se manifester une altération profonde du sang, parfois la dissolution de ses éléments organiques, des supersécrétions, des épanchements de diverses natures, des lésions locales, des engorgements vasculaires, etc., phénomènes morbides que l'on retrouve dans les fléaux qui régnent dans les régions intertropicales, comme dans les fièvres graves de nos climats.

L'étude statistique des causes des maladies, sous divers climats et dans des lieux offrant les conditions les plus variées, lui a prouvé que dans la généralité des cas, c'est par une suppression primitive ou secondaire de l'exhalation cutanée que ces maladies se développent et s'aggravent; que la même suppression s'opérant lentement, donne naissance à une foule d'affections chroniques, parmi lesquelles il cite l'albuminurie, les scrophules, les tubercules, le carreau, l'endurcissement du tissu cellulaire chez les enfants, l'éléphantiasis, la lèpre, etc.

L'influence pathogénique de la suppression lente ou subite de l'exhalation cutanée étant un fait désormais établi d'une manière irrévocable, on supputera facilement l'importance de cette cause dans la production des maladies, en se rappelant ces paroles du célèbre Hufeland : « La peau est à moitié obstruée et privée d'action chez la plupart des hommes. »

Il s'ensuit que, dans un grand nombre d'affections, l'indication la plus expresse à remplir est le rétablissement des fonctions de la peau ; c'est aussi ce que pense M. le docteur Fourcault ; il conseille avec raison comme préservatifs l'application des principaux moyens hygiéniques, par exemple, l'exposition au grand air, à la lumière, l'exercice, etc. Tout en tombant d'accord avec notre honorable confrère, sur l'utilité de ces moyens, je les regarderais néanmoins comme insuffisants s'ils étaient privés du secours des procédés hydriatiques. En effet l'air, la lumière et le mouvement, quelque propres qu'ils soient à exciter les fonctions de l'organe cutané, n'exerceront qu'une action lente ou faible sur une peau relâchée et obstruée par l'accumulation de la matière grasse de la transpiration. Au contraire, ce relâchement et cette obstruction seront merveilleusement dissipés par les moyens hydro-

thérapiques. L'examen des effets consécutifs va nous en four-
nir la preuve la plus évidente.

La fréquence des phénomènes réactionnaires, produits sur
la peau par le contact souvent répété de l'eau froide, active
graduellement la circulation capillaire de cet organe, et en
accroît ainsi la caloricité. Une vitalité plus grande, un coloris
remarquable constatent bientôt l'heureux effet de cette bien-
faisante habitude, et remplacent la teinte blafarde et le défaut
de chaleur ordinaires aux personnes chez lesquelles la peau est
frappée d'atonie. L'excès de sensibilité s'efface et fait place à
une rare énergie. « L'usage du bain froid, disent MM. Fournier
et Bégin, détermine en peu de temps le développement d'une
sorte de tempérament sanguin, dont les progrès sont très-
rapides. » Ces auteurs considèrent les phénomènes qui en sont
la suite comme la preuve d'un surcroît d'activité dans l'appareil à sang rouge. Voilà pourquoi ils ont recommandé le bain
froid contre les scrofules. Le même conseil avait au reste été
déjà donné par Baumes, dans son traité du vice scrofuleux ;
Tissot, Cullen, Bordeu, Pujol et Buchan en avaient fait autant.
Mais pourquoi irais-je aussi loin chercher la confirmation de
ce que j'avance ? il m'est possible de la rencontrer près de
vous et presque sous vos yeux. Bonnin, ce fameux plongeur,
dont le *Loiret* a récemment entretenu ses lecteurs, et qui
n'exerce sa rude industrie que pendant la saison rigoureuse,
Bonnin est une démonstration vivante de l'action du bain
froid souvent répété. Qu'il fasse cent plongeons et plus, par
jour, et par les temps les plus froids, peu importe à sa santé !
dit le correspondant du journal : « Notre homme n'a jamais
« eu de rhume ni de fluxion de poitrine. Voyez-le sortir de

» l'eau, c'est à peine seulement s'il a le frisson ; il se secoue
» comme le ferait un chien , et c'est fini. Seulement la *frigi-*
» *dité* de l'eau a doré sa peau d'une *belle couleur écarlate,*
» comme celle d'un homard cuit. » Ce qui paraît si étrange
au rédacteur de cet article, n'a rien qui nous étonne, nous
autres hydrothérapistes , ni qui doive maintenant vous sur-
prendre, mon cher confrère, si j'ai mis quelque habilité dans
ma démonstration. J'espère encore qu'il en sera de même pour
le journaliste en question, s'il me fait l'honneur de me lire.
Il s'expliquera alors aisément pourquoi Bonnin est rouge
comme un homard cuit, pourquoi il n'a pas le frisson en
sortant de l'eau, pourquoi enfin il n'a jamais eu de rhume.
Ces heureuses exemptions sont dues à la réaction qui suit
toujours le bain froid, après lequel, loin de trembler, on
éprouve constamment une chaleur plus ou moins prononcée.
Quel courant d'air assez froid ou assez vif pourra désormais
enrhumer un homme, ainsi habitué à se plonger dans une eau
très-froide , et dont la peau, peu sensible, a acquis une si
grande *tonicité ?*

Mais ce que l'on ne dit pas dans l'article ci-dessus , et ce
que néanmoins je crois pouvoir affirmer, c'est que Bonnin s'il
ne fait pas d'ailleurs abus de spiritueux , doit être ce que l'on
appelle un *gros mangeur.* En effet, rien ne développe les fonctions digestives et assimilatrices comme l'application fréquente de l'eau froide. Nous avons déjà vu que Cabanis disait
que lorsque l'impression du froid se fait sentir long-temps ou
souvent, on est forcé de manger plus souvent et davantage
à la fois. Nous ressentons tous que dans les temps froids,
nous avons meilleur appétit. On explique cet effet par le

besoin qu'éprouve l'économie de réparer par une alimenta-
tion plus considérable, les pertes de calorique qu'elle éprouve.

C'est ainsi que l'application du froid produit des effets restaurateurs si extraordinaires et dont les établissements hydrothérapiques offrent de si nombreux exemples.

Il n'y a donc rien qui, plus que les lotions ou les bains à
l'eau froide, soit propre à rendre aux fonctions de la peau
toute leur intégrité. Ils nettoyent, ils fortifient cet organe;
ils ramènent à un degré normal sa sensibilité exagérée. Je
veux, à ce propos, vous citer un fait, dont je ne suis pas dis-
posé, croyez-le bien, à tirer un trop grand avantage. Chez un
tuberculeux déjà épuisé par d'abondantes sueurs nocturnes,
j'ai vu ces mêmes sueurs, que rien jusqu'alors n'avait pu arrêter, céder à l'usage des lotions froides. Il y a 8 mois de
cela, et le malade ayant continué l'emploi du même moyen
n'a pas vu reparaître ces redoutables accidents; quoique
faible encore, il peut néanmoins vaquer à ses affaires, ce
qu'il ne pouvait faire auparavant. Mais ce qu'il y a surtout
de bien remarquable en lui, c'est le coloris, l'animation que
son teint a acquise sous l'influence de ce moyen. Hé bien!
s'il est vrai que l'apparition des sueurs nocturnes chez les
phtisiques, coïncide avec le ramollissement des tubercules,
n'est-on pas en droit de conclure de ce fait, mis en regard des
expériences de M. Fourcault, que les lotions, en rétablis-
sant les fonctions de la peau, ont suspendu la fonte de la
matière tuberculeuse?

Tout ce que je viens de dire sur les effets de l'eau froide
s'applique non-seulement aux bains, aux lotions et aux ablutions, mais encore aux frictions et aux douches. Pour ces

dernières, il faut ajouter aux effets du froid ceux produits par la percussion. Il résulte de cette double action que les douches sont de tous les procédés hydrothérapiques les plus stimulants et les plus spécialement résolutifs ; elles en sont aussi les plus recherchés par les malades, à cause du prompt sentiment du bien-être qu'elles développent. On les a variées à l'infini, tant dans leur direction que dans leur volume et dans leur force. L'expérience a démontré qu'elles jouissent d'une grande efficacité dans les engorgements chroniques de toute sorte, les maladies anciennes des articulations , certaines paralysies, etc.

Un des modes d'application de l'eau sur lequel je dois m'arrêter, parce qu'il constitue une partie importante et peu connue dans l'hydrothérapie , est l'emploi des compresses ou des linges mouillés. Tous les observateurs s'accordent à préconiser la valeur de ce moyen, et l'on trouve un grand nombre de malades qui s'en louent fort et qui en font un fréquent usage. Ces applications topiques peuvent être portées sur toutes les parties du corps, mais la plus usitée est celle qui se fait sur le ventre , au moyen d'une serviette mouillée recouverte d'une serviette sèche ; c'est pourquoi elle porte le nom de ceinture abdominale. Ces fomentations remplacent merveilleusement les cataplasmes , sans en offrir les inconvénients; suivant leur mode d'application, elles sont antiphlogistiques ou échauffantes ; et dans ce dernier cas, la stimulation qu'elles produisent paraît plus intense que celle causée par les autres procédés hydrothérapiques, elles modifient profondément les fonctions exhalantes de la peau. Les taches qu'on rencontre sur le linge, après un certain temps d'appli-

cation, et plusieurs autres faits, dont plus tard j'entretien-
drai le public, m'autorisent à penser ainsi. Leur usage développe le plus ordinairement des éruptions exanthémateuses
ou des furoncles sur les parties qui en ont été couvertes;
ce sont d'excellents moyens pour déterminer des phénomènes
critiques, pour rappeler des éruptions cutanées dont la suppression subite a troublé la santé. Dans ce but, on n'applique les compresses qu'après les avoir fortement tordues
et on ne les renouvelle que lorsqu'elles sont complètement
séchées. Veut-on, au contraire, produire des effets antiphlogistiques, les compresses doivent être modérément exprimées
et très-fréquemment renouvelées ou retrempées dans l'eau
froide. Quelquefois même, quand on veut agir profondément et rapidement, on peut, au lieu d'eau froide, employer l'eau glacée ou la glace pilée. C'est particulièrement
dans les cas où l'intensité du mal exige dans le remède
une énergie proportionnelle ; *in extremis morbis extrema
remedia.*

Ici, j'éprouve le regret de me trouver en opposition avec
M. Scoutetten. Cet honorable confrère blâme l'emploi de la
glace contre les maladies cérébrales ; « elle ne tarde pas à
fondre, dit-il, la réaction survient, la peau du front rougit et
le mal s'aggrave au lieu de diminuer. »

Il y a dans cette théorie une double confusion ; d'abord la
glace fondante ou l'eau qui en provient, conserve un grand
abaissement de température ; il est bon de se rappeler, dans
cette circonstance, que le mélange d'un kilogr. de glace à 0°
et d'un kilogr. d'eau à + 75° donnent, après la fusion complète
de la glace, deux kilogr. d'eau à 0°; d'ailleurs, il est toujours

possible de renouveler fréquemment ent les applications de glace, avant la fusion de celle-ci, et d'empêcher ainsi les accidents redoutés par M. Scoutetten, si tant est qu'ils soient vraiment redoutables. En second lieu, la réaction n'est-elle pas le résultat ordinaire, obligé de toute application du froid sur nos tissus, que celle-ci soit courte ou prolongée ? Nous avons vu (page 33) qu'elle se développe même pendant la continuité de cette application, pendant la durée du bain froid. Ainsi, dans le cas admis par M. Scoutetten, la réaction viendra, non pas parce que la glace sera fondue, mais parce que la glace aura été appliquée. Il est vrai que si la soustraction du calorique venait à cesser, soit par l'élévation de la température du corps réfrigérant, soit par l'enlèvement de celui-ci, l'action du froid se bornerait au développement des phénomènes réactionnaires. Mais nous savons (voir plus haut, pages 31 à 36) que le froid continuant, la réaction cesse naturellement après un certain temps ; qu'elle est remplacée par les effets sédatifs, et que ceux-ci durent autant que l'impression du froid est prolongée. C'est de cette manière que l'application continue de la glace a produit de bons effets, quand elle a été opposée au cours de maladies cérébrales aiguës. Je crains au contraire que le moyen proposé par M. Scoutetten, c'est-à-dire, l'application de *compresses simples convenablement froides*, ne soit insuffisant et peut-être dangereux ; voici pourquoi : la vaporisation de l'eau de ces compresses enlèvera du calorique à la peau, mais seulement à la peau ; car cette vaporisation dans les conditions où elle se fait, n'exige pas une énorme quantité de chaleur ; le refroidissement ne sera donc que superficiel ; les parties sous-jacentes deviendront alors le siège

de vifs courants de calorique; loin d'être refroidies, elles seront sans cesse échauffées. Au contraire, dans l'application
prolongée d'un réfrigérant énergique, comme la glace, après
la réaction qui suit habituellement, et qui n'est que passa-
gère (15 à 20 minutes), il y a refoulement graduel des liquides; le refroidissement gagne les parties profondes et
appelle la sédation partout où il a pénétré (1). Cette théorie
qui s'accorde avec les faits est au reste appuyée par l'opinion
du professeur Pelletan qui dit, dans son Mémoire sur la
chaleur : « Cependant l'application continue de la glace sur une
partie du corps, qui correspond à un organe enflammé si-
tué peu profondément, est un des plus puissants sédatifs dont
la médecine fasse usage, et cette contradiction apparente sera
facilement expliquée, si l'on considère qu'un refroidissement
superficiel est aussi propre à accélérer les courants, qu'un
refroidissement profond est propre à les faire cesser, puisqu'en général les quantités de calorique transmises par
un corps, sont en raison de sa température; et, par exemple,
un refroidissement superficiel et momentané de la peau du
crâne sera cause que les membranes du cerveau seront traversées dans un temps donné par une plus grande quantité
de calorique, tandis que dans un refroidissement plus profond, et auquel les membranes viendront à participer elles-
mêmes, celles-ci ne seront plus traversées que par de très-

(1) Il va sans dire que ces applications fortement réfrigérantes ne
conviennent que dans le principe des maladies cérébrales aiguës et non
pendant la période de collapsus. Au contraire, les applications recommandées par M. Scoutetten sont particulièrement utiles à ce dernier
moment.

petites quantités de calorique. » Au reste, l'efficacité des
applications fortement réfrigérantes a été constatée depuis
long-temps, et par tous les médecins, dans le traitement de
certaines affections aiguës. Pour en faire apprécier l'innocuité, je vous dirai que dernièrement un malade du Val-de-
Grâce, atteint d'un phlegmon diffus, lié à une phlébite, fut,
par M. Baudens, traité avec succès par l'application continuelle de la glace sur la partie malade. Le soulagement fut
instantané ; la glace est restée appliquée sur le membre
pendant six semaines ; dans les premiers temps, un kilogr.
de glace était fondu dans l'espace de cinq minutes. (*Gazette
des Hôpitaux*, *n*° 123. 1844.) J'ai vu, à Francfort-sur-Mein,
un médecin distingué, le docteur Varrentrapp, qui déclarait
avoir fait jusqu'ici l'emploi le plus heureux de l'application
du froid, et particulièrement de la glace, à une foule de cas
aigus : j'ai été témoin, au superbe hôpital des étrangers de
cette ville, dont il est le médecin, des bons effets qu'il en
avait obtenus dans quelques arthrites traumatiques.

Les fomentations ne sont pas toujours partielles ; dans
quelques cas on enveloppe tout le corps dans un drap mouillé.
Le malade est ensuite recouvert de couvertures, puis il reste,
ainsi emmailloté, pendant un temps variable, suivant que l'on
veut rafraîchir, stimuler ou pousser à la sueur. L'application du
drap mouillé, dont Priessnitz sait faire un habile emploi, est
un des plus précieux agents hydrothérapiques. Dans les fièvres
ardentes, il n'est pas d'antiphlogistique qui puisse lui être
comparé ; son usage est promptement suivi de la cessation
des phénomènes fébriles ; la soif s'éteint comme par enchan-
tement, et la langue devient tout aussitôt humide ; j'ai vu ce
dernier effet se produire rapidement dans des affections

typhoïdes très-graves. Pour les fièvres éruptives, telles que
la rougeole, la scarlatine, etc., je le préfère aux lotions froides,
conseillées par Currie et autres ; son application est plus
facile, ses effets sont plus certains, soit qu'on veuille tempé-
rer le mouvement fébrile, soit qu'on cherche à favoriser ou à
rappeler l'éruption. Il constitue encore un excellent moyen de
disposer aux *sudations* les personnes dont la peau est habituellement âcre et sèche, et qui supportent difficilement l'enveloppement sec.

L'usage intérieur de l'eau comprend la boisson, les lavements et les injections. Ici encore, pour apprécier les effets de
ces divers moyens, il faut prendre en considération la température de l'eau, la fréquence de son emploi et les quantités
ingérées ; car suivant les cas on obtiendra des effets ou toniques, ou simplement rafraîchissants, ou sédatifs. Cependant
l'action de l'eau, prise à l'intérieur, est moins bornée que
celle qui résulte de son application externe ; elle est d'autant
plus vive et plus étendue qu'elle s'exerce sur des tissus plus
vasculaires et par conséquent plus excitables; il faut encore
tenir compte des effets produits par le mélange de l'eau avec
les fluides animaux, et de la vertu dissolvante de ce liquide.
Il ne sera donc pas sans intérêt d'examiner l'usage interne
de l'eau, sous le double point de vue de la diététique et de la
thérapeutique.

L'eau fraîche est, sans contredit, la plus salutaire de toutes
les boissons : mieux que toute autre elle éteint la soif, elle
tempère la chaleur de l'estomac, et l'humectation qu'elle
exerce, sur les cryptes muqueux et sur les villosités gastriques et intestinales, est sans mélange d'une autre action or-

ganoleptique quelconque ; comme il arrive, par exemple,
pour la bière , le vin ou les spiritueux. En sa qualité de dis-
solvant le plus général, elle constitue le plus utile adjuvant de
la digestion. En effet, il n'est pas de liquide plus propre que
celui-ci à délayer les aliments et à favoriser la fermentation
gastrique ; les autres boissons, au contraire, renfermant plus
ou moins de principes alcooliques ou astringents, se prêtent
moins facilement à la dissolution des matières alimentaires.
Aussi on a remarqué depuis long-temps que l'usage habituel de l'eau fraîche, en boisson, fortifie et entretient l'estomac dans une grande aptitude *fonctionnelle* , tout en conser-
vant la pureté et la vivacité du goût.

Il faut avoir adopté exclusivement cette boisson, pour se
faire une juste idée de l'heureuse influence qu'elle exerce
sur la santé. Aujourd'hui, fort d'une expérience personnelle,
et instruit par de nombreux exemples, je ne crains pas de
dire, à ceux qui cherchent des digestions faciles, ou qui de-
mandent en vain un sommeil calme et réparateur : Buvez de
l'eau ! buvez de l'eau !...

Qu'on ne vienne pas dire que l'usage habituel de l'eau
éteint la vivacité du génie , et qu'il diminue les forces mus-
culaire et virile. — Cette objection , malheureusement trop
accréditée, porte avec elle le cachet de son origine. — N'y
reconnaissez-vous pas l'œuvre de quelque rusé descendant
de Noé ? Les faits ne manquent pas cependant pour la renverser. Ainsi, je pourrais rappeler que Démosthènes, Milton
et Charles XII étaient des buveurs d'eau ; qu'André Tiraqueau, qui fut surnommé le Varron de son siècle, et qui est
fréquemment cité comme un double exemple de fécondité

virile et de fécondité littéraire (1), qu'André Tiraqueau ne
buvait que de l'eau : je pourrais fort bien encore trouver
quelques buveurs d'eau parmi les contemporains célèbres ;
j'en connais un entre autres, qui n'est point étranger à notre
pays (M. de C.....), et dont les nombreux écrits sont aussi
remarquables par la vigueur du style que par la profondeur
des pensées.

On pourrait objecter avec plus de raison que certaines
personnes ne peuvent pas digérer l'eau, qu'elles la support-
tent difficilement. A cela je répondrai, qu'une semblable dis-
position n'est jamais qu'accidentelle, qu'elle peut être facilement vaincue par quelques ménagements et qu'elle n'est,
dans tous les cas, que la conséquence d'une longue habitude
des toniques. « Plus un organe a été stimulé, excité, plus il
y a tendance à réitérer le stimulus et même à en augmenter
les doses. » (Réveillé-Parise.) Voilà pourquoi les grands
buveurs de vin et de spiritueux sont incessamment entraînés
dans les excès, et pourquoi aussi ils ne peuvent éteindre
leur soif, malgré les soins multipliés qu'ils prennent à cet
égard. Ainsi, l'estomac ayant perdu, par l'abus de l'excite-
ment, son excitabilité normale ne s'éveille plus, ne fonctionne plus, que lorsqu'il y est vivement sollicité par une

(1) Tiraqueau, fécond à produire,
A mis au monde trente fils ;
Tiraqueau, fécond à bien dire,
A fait pareil nombre d'écrits.
S'il n'eut point noyé dans les eaux,
Une semence si féconde,
Il eut enfin rempli le monde
De livres et de Tiraqueaux.

forte impression : il est réduit à cet état que Brown avait désigné sous le nom de faiblesse indirecte. C'est dans ce cas
que l'eau n'est plus pour cet organe affaibli un stimulant assez
énergique ; elle l'embarrasse, elle l'opprime, souvent elle est
rejetée. Mais, une fois rendu à son état normal, par le régime et par les procédés hydrothérapiques, l'estomac retrouve
bientôt son excitabilité, et l'eau fraîche devient encore pour
lui la boisson la plus naturelle et la plus convenable ; c'est
assurément celle dont le passage dans les fluides animaux
n'introduit pas dans l'économie de principes irritants.

Considérée comme boisson curative, l'eau froide est tour à
tour tonique, car elle provoque sur la muqueuse une réaction semblable à celle qu'elle produit à la peau ; antiphlogistique, car elle augmente la fluidité du sang , et elle combat
la tendance à l'augmentation de la fibrine : elle est encore
évacuante et dépurative, car elle facilite toutes les excrétions,
elle délaye les mucosités gastriques et intestinales, et en fa-
vorise l'expulsion, par l'impression qu'elle produit sur les
organes digestifs ; enfin en se mêlant au sang, elle entraîne
par les sueurs et les urines les principes étrangers à la com-
position de celui-ci.

Ces résultats, si différents, s'obtiennent néanmoins, ainsi
que je l'ai déjà dit , par les simples modifications que l'on ap-
porte dans la manière d'employer l'eau, relativement à la
température, à la quantité de ce liquide et à la fréquence de
son emploi.

Je ne peux me dispenser de remarquer ici, que cette partie
de la méthode a été fort diversement comprise par certains
hydrothérapistes. Chez Priessnitz, par exemple , on ne boit

pas moins de douze verres par jour, mais on ne va pas au-
delà de trente ; dans l'établissement du professeur OErtel,
au contraire, quelques malades n'ont pas bu moins de trente
verres d'eau par jour, et cela pendant plus d'une année. Il
me suffira de citer la phrase suivante , tirée d'un ouvrage
allemand, pour en démontrer toute l'absurdité : « Si en man-
geant , on ne boit que peu d'eau, elle active trop la
fermentation , et devient nuisible ; tandis que prise en
très-grande quantité, elle annulle toute fermentation. » Die
Wafferfur zu Gräfenberg für Kurgafte , traduct. de J. Ba-
chelier.

Il est impossible de fixer des règles cutanées et absolues sur
la quantité d'eau que doivent boire les malades ; il est clair
que celle-ci doit varier suivant le traitement et suivant les
individus. — Pour la médication tonique, il faudra boire une
quantité modérée d'eau très-froide ; pour la médication sé-
dative une plus grande quantité, à doses souvent répétées et
à une température moins basse ; enfin, si on l'emploie comme
dépurative, on en boira une quantité plus grande encore ; mais
dans tous les cas, on ne devra pas perdre de vue, que l'eau
n'étant pas indéfiniment miscible au sang, c'est surcharger
inutilement l'organisme que d'en boire des quantités exagé-
rées, c'est surtout fatiguer en vain l'appareil urinaire, qui
alors fonctionne sans relâche.

Il me reste à vous entretenir du procédé à l'aide duquel on
provoque les sueurs dans la méthode hydrothérapique. Peut-
être plus que les autres , il mérite toute l'attention des médecins. Je ne chercherai point à qui, de Vincent Priessnitz , de
Floyer ou de Hahn, revient la gloire de l'avoir inventé. L'hy-

drothérapie n'est point là; qu'il nous suffise donc de constater l'efficacité du procédé.

Il se pratique à l'aide de couvertures de laine, dont on enveloppe le corps, de manière à ne laisser aucun accès à l'air. Ce tissu, mauvais conducteur du calorique, s'opposant au rayonnement naturel, retient et conserve, à la périphérie, les sommes de chaleur incessamment émises par le foyer inté-rieur. Quand cette accumulation de calorique est suffisante, la peau directement stimulée, rougit et se gonfle, et à travers ses pores, largement dilatés, coulent bientôt, pour ainsi dire, des flots de sueur.

Ce procédé, si simple et si naturel, a sur tous ceux que vous connaissez, d'immenses avantages. Il est en général assez facilement supporté par les malades; car, quoi qu'on en ait dit, la circulation est très-modérément accélérée; et grâces au soin que l'on a de faire boire de l'eau fraîche et de laisser circuler librement l'air extérieur dans l'appartement, dès l'apparition de la sueur, les organes intérieurs n'en reçoivent aucun trouble. C'est à peine si le patient éprouve quelque démangeaison, quelque picotement à la peau, avant l'arrivée de la sueur. Je me suis plusieurs fois soumis à cet enveloppement, pendant mon séjour en Allemagne, et je n'ai point constaté d'autres phénomènes plus pénibles. — Il n'introduit pas dans l'économie des principes étrangers plus ou moins irritants; il ne manque jamais de produire son effet; en lui, il n'y a rien de forcé, rien de contraint, car toutes choses étant égales d'ailleurs, ses effets seront toujours proportionnels avec le pouvoir émissif, propre à chaque individu.

En est-il de même des procédés sudorifiques employés par la médecine allothérapique ? Ces agens médicamenteux, si divers et si étrangers à notre organisation, conduisent-ils toujours au résultat espéré ? méritent-ils, en un mot, la confiance qu'on leur accorde ? Voici ce que disent à ce sujet, deux médecins très-compétents, MM. Cullerier et Ratier : « Quel praticien n'a vu, en dépit de son intention, des sudorifiques faire uriner les malades, et des diurétiques être suivis d'une large sueur ? » Dict. de médec. et de chirurg. pratiques, art. sudorifiques. — Vous êtes donc loin de compter toujours sur le succès, tandis que nous sommes constamment assurés d'obtenir un résultat. Dans le cours d'un long traitement, vous êtes obligé de suspendre l'administration des sudorifiques, qui fatiguent plus ou moins les organes, ou qui n'exercent plus d'action par suite d'une tolérance organique. Ces obligations ne nous sont point imposées ; on a vu des malades suer, chaque jour, pendant plus d'une année, à l'aide de l'emmaillottement hydrothérapique ; et, quoique la quantité de sueur fut toujours considérable, on n'a point remarqué chez eux les effets débilitants, qui ne manquent pas de succéder à l'emploi prolongé des autres sudorifiques ; attendu que notre procédé est constamment secondé par un bon régime alimentaire et par des pratiques restaurantes. Je ne veux pas tomber dans les excès que je vous ai signalés plus haut, néanmoins je dois vous dire que, sous ce rapport, les établissements hydrothérapiques ont présenté beaucoup de faits extraordinaires.— La peau de certains malades pouvait être considérée comme un véritable philtre, à travers lequel tous les liquides de l'économie, sans cesse dilués par d'abondantes boissons s'épuraient par une sorte de lixiviation ; on a vu s'échapper de cette manière des principes délétères introduits par des traitements antérieurs.

Vous comprenez, mon cher confrère, quelle heureuse influence ce renouvellement moléculaire doit avoir sur la cure de certaines maladies chroniques, des dyscrasies, par exemple. « En favorisant la tendance vers la peau, disent MM. Trousseau et Pidoux, les sudorifiques présentent à chaque instant le sang et les produits morbides qu'il contient, au plus vaste émonctoire de l'économie, et chaque jour, à chaque instant, un peu de la cause morbifique est éliminée. »

Il est en hydrothérapie un fait qui préoccupe assez vivement le public et beaucoup de médecins, c'est l'usage du bain froid, quand le corps est couvert de sueur. C'est en vain que, pour faire cesser cette panique , on a rappelé l'usage immémorial des bains russes, et qu'on a cherché à donner de ce fait des explications satisfaisantes ; les préjugés sont toujours difficilement déracinés ; on les voit souvent persister, malgré les faits les plus éclatants et les plus authentiques. A mon avis, la meilleure raison que, dans cette circonstance, on puisse donner de celui-ci, est la suivante : depuis la création de Græfenberg jusqu'à ce jour, 10 mille malades ont séjourné, plus ou moins de temps, chez Priessnitz, aucun n'a eu à se repentir de s'être livré à cette pratique. J'en pourrais dire autant à l'égard des malades qui ont fréquenté les autres établissements hydrothérapiques allemands , dont le nombre aujourd'hui est porté à plus de cinquante. Un de mes malades s'était dit que les effets d'une semblable transition ne peuvent être indifférents à la santé ; or, ne rencontrant personne à qui ils aient été nuisibles, il admit qu'ils devaient être salutaires, et il se soumit au traitement hydro-thérapique, qui le guérit. Enfin, sachez que chez les malades ainsi traités, les rhumes sont des affections, pour ainsi dire inconnues.

Mais les hydrothérapistes n'ont pas, les premiers, proclamé l'innocuité de la transition subite du chaud au froid. Certains physiologistes, avant eux, ne la considéraient point comme fâcheuse. Ainsi, Cabanis disait, ouvrage cité, 8e mémoire : « Le corps peut passer brusquement d'une chaleur très-forte à un froid assez vif, sans éprouver les mêmes inconvénients que dans le passage contraire. Le docteur Buchan pensait de même. — Quand le docteur Fordyce sortit, nu, d'une chaleur de + 54° centigrades, pour aller s'habiller dans un froid de + 6° centig., il n'éprouva aucune incommodité sur-le-champ, ni même dans la suite. (Hallé et Nysten, art. Bains.—Diction. des sciences médicales).—M. Bégin dit qu'il s'est jeté souvent à l'eau froide, immédiatement après une longue promenade qui commençait à exciter de la rougeur à la peau, et même à la couvrir de sueur : loin d'éprouver alors quelqu'inconvénient, il remarquait que la réaction était plus prompte, plus facile et plus complète. — Art. cité. Cela est vrai, je l'ai souvent remarqué sur moi-même.

Cependant, nous recommandons expressément à nos malades, de ne pas dépasser certaines bornes, dans les exercices qui doivent précéder soit le bain, soit la douche. Il est bon que la peau soit légèrement excitée, échauffée par le mouvement, afin de la bien disposer à la réaction; mais il ne faut pas que cet exercice soit poussé trop loin, par

exemple, jusqu'à imprimer une trop grande activité à la circulation, et à refouler, par des contractions musculaires trop
multipliées, le sang dans les organes centraux. A ce point, la
réaction ne serait plus possible, l'immersion dans l'eau froide
serait alors suivie de grands dangers. Au contraire, quand la
chaleur s'est développée d'une manière passive, comme cela
arrive par l'emmaillottement dans les couvertures de laine ;
alors que les muscles constamment relâchés, se laissent facilement pénétrer par les fluides, et que ceux-ci, appelés à
la périphérie par l'excès de calorique, sont encore sollicités
à ce mouvement par la respiration d'un air frais et par l'in-
gestion fréquemment répétée de l'eau froide, le bain entier
froid n'est plus à craindre ; il est promptement suivi d'une
vive réaction ; il est tonique ; il développe un sentiment in-
dicible de force, d'agilité, de bien-être inconnu jusqu'alors.

Il me paraît nécessaire d'établir, à cet égard, une distinction entre le bain entier et le bain partiel. Celui-ci sera toujours nuisible, lorsqu'il sera pris pendant que le corps est
échauffé ou couvert de sueur, quelle que soit la cause de
l'excès de chaleur. En effet, la réaction qui le suivra sera lo-
cale ; elle sera donc insuffisante pour détruire le refoulement
des liquides causés par le refroidissement ; elle ne pourra
s'opposer au développement et au maintien de congestions
fâcheuses. C'est ainsi que se produisent tous les accidents
causés par le froid. Rappelez-vous les cas de maladies, qu'on
a pu attribuer à un refroidissement : la cause a constamment
agi sur un seul point du corps. C'est, dans chaque cas, un
courant d'air qui ne s'est exercé que sur une partie ou sur
un côté du corps, c'est l'immersion des pieds ou des mains

dans l'eau froide, pendant que la peau était en sueur. Il est infiniment probable que les accidents eussent été nuls, si, au lieu d'une seule partie, c'eût été le corps entier qui eût été refroidi.

Enfin, chez nous, on entretient la réaction par l'exercice en plein air, aussitôt après le bain froid. Cet effet est d'autant plus possible, que la promenade succède immédiatement au bain, et que le malade est légèrement et commodément vêtu. Voilà pourquoi l'adjonction d'un terrain clos, à la maison des bains, est d'une nécessité impérieuse : autrement les malades, forcés de se promener au-dehors, perdraient un temps précieux en frais de toilette. Les dames malades ont à cela un intérêt tout particulier. Il est de règle que toutes les fois qu'on prend le bain entier, on doit s'y plonger complétement, la tête comprise. Si on n'observait pas ce soin, cette partie n'éprouvant pas les effets de la submersion, deviendrait le siége de congestions fâcheuses. Or, les difficultés de sécher leur longue chevelure a fait que beaucoup de dames n'observent pas cette règle, ou qu'elles tranchent la difficulté en couvrant préalablement leur tête d'une coiffe en taffetas gommé. Hé bien ! cette coutume est mauvaise et dangereuse, car l'immersion ne peut être ni assez prolongée, ni assez fréquemment renouvelée, pour qu'à travers cette coiffe imperméable et une chevelure épaisse, la tête soit convenablement rafraîchie. En Allemagne, où tout se fait ponctuellement, les dames se sont aisément soumises à l'obligation de plonger la tête ; elles sèchent ensuite facilement et promptement leurs cheveux, en les laissant flotter librement sur leurs épaules, pendant la promenade qui suit le bain. Mais encore une fois, cela ne peut se faire que dans un terrain clos !

Maintenant, mon cher confrère, est-il nécessaire de vous énumérer les nombreuses maladies qui peuvent être traitées avec succès dans les établissements hydrothérapiques ? Vous avez une idée générale de la méthode, vous connaissez ses principes fondamentaux, il vous sera bien facile de juger à quels cas on peut en faire une application heureuse. Je pourrais donc clore ici cette lettre déjà trop longue ; souffrez cependant que je termine en vous racontant très-succintement quelques observations de maladies traitées par l'hydrothérapie.

Pendant mon séjour à Marienberg, un jeune anglais de 22 ans, fort et bien constitué, qui s'était rendu dans cet établissement pour se guérir d'une ophtalmie chronique, après quelques jours d'absence, passés à Ems, revint un soir à Marienberg avec le frisson. Pendant la nuit, il dormit mal et fut très-agité ; le lendemain, en se promenant, il vomit 3 ou 4 fois et il eut une ou deux selles liquides. Le docteur Schmitz, averti par le malade, constata devant moi l'état suivant : fièvre, chaleur et sécheresse de la peau, oppression du pouls, céphalalgie, langue sale, nausées. Prescription : douche en brosse sur tout le corps pendant 6 minutes; quelque temps après, bain de siége froid ; boire beaucoup d'eau fraiche.

Le soir, malaise considérable, augmentation de la fièvre ; la peau est plus sèche et plus âcre, stupeur, subdelirium : Prescription : demi-bain à 16° Réaumur, frictions dans le bain, pendant 10 minutes, par quatre personnes, et 20 affusions froides sur la tête ; après cela, enveloppement dans une couverture de laine, pendant une heure et demie ; compresses froides sur la tête, changées souvent. Il survint des sueurs extrêmement abondantes ; le lendemain le malade s'est levé sans éprouver aucun reste de son indisposition ; le surlende-main, je le rencontrai partant pour la chasse.

Cette maladie, si promptement jugulée, pour me servir d'une expression actuellement en vogue, s'annonçait sous de fâcheuses couleurs. Sa ressemblance avec l'état précurseur de la fièvre typhoïde était frappante ; malgré cela, elle a cédé presqu'instantanément aux moyens qu'on lui avait opposés, ne laissant après elle ni trouble, ni faiblesse quelconque, toutes les fonctions s'étaient subitement rétablies ; l'économie était rentrée dans le calme parfait.

Voici deux autres observations d'affections aiguës, qui vous donneront la mesure de ma confiance dans l'hydrothérapie.

Le 1er avril dernier, je rentrais chez moi, après m'être absenté une grande partie de la journée ; je trouvai ma femme en proie à une fièvre violente, accompagnée de coliques très-vives et de selles sanglantes, renfermant des débris de pseudo-membranes. Il était 10 heures du soir, je fis appliquer de suite la ceinture mouillée qui fut changée toutes les trois heures ; on administra des lavements froids et de l'eau froide pour boisson. De plus, je me proposais de faire donner, aussitôt le retour du jour, des affusions d'eau 15° avec frictions, sur tout le corps. Mais la fièvre cessa promptement, et la soif ardente, qui avait jusqu'alors tourmenté la malade, disparut bientôt entièrement ; il y eut seulement trois selles pendant la nuit. Le 2 et le 3, on se borna à continuer l'emploi des mêmes moyens ; les selles devinrent de moins en moins nom-

breuses et sanguinolentes. Le 3, la malade n'eut qu'une
seule garde-robe, qui ne contenait plus de sang, elle prit des
aliments, et le 4 elle était assez bien pour aller se promener
à Nancy.

Mon fils qui, vous le savez, n'a encore que 33 mois, fut
deux fois, pendant le rigoureux hiver que nous venons de
passer, atteint de rhume considérable, occasionné par l'im-
prudence de la servante à laquelle il était confié ; l'irritation
était considérable, elle envahissait tout le tube laryngien et
les bronches; la toux avait pris ce caractère de *raucité*, si
pénible, tant pour les petits malades que pour les oreilles pa-
ternelles ; elle était fréquente, accompagnée de fièvre, de
mal de tête, de constipation et de perte d'appétit. Quoique
je prévisse qu'il me serait difficile de soumettre mon malade
à toute la rigueur de certaines pratiques hydrothérapiques,
cependant, comptant d'avance sur le succès, je commençai
par lui appliquer une cravate mouillée et un plastron mouillé
sur le devant de la poitrine, et je lui donnai, pour toute
tisane, de l'eau froide bue en petite quantité et à des inter-
valles fréquemment répétés. Ces simples moyens réussirent
dans les deux cas; je ne fus point obligé d'en employer de
plus énergiques ou de plus pénibles. Chaque rhume, y compris l'invasion et la décroissance, ne dura pas plus de 6 jours.

Cette manière de traiter un rhume paraîtra pour le moins
singulière; et je prévois qu'il me sera difficile d'échapper
au blâme des personnes qui n'ont encore aucune idée des
effets de l'hydrothérapie. Cependant, on m'accordera qu'ici la
guérison a été assez rapide, comparée surtout à tant d'autres,
qui se font cruellement attendre, malgré, ou plutôt, en raison

de l'eau chaude , des sirops et des pâtes de toute espèce,
dont les malades sont si universellement gorgés. La guérison
de mon enfant aurait été encore plus prompte, si , à cause de
l'indocilité naturelle à cet âge, il ne m'avait été impossible de
l'envelopper dans le drap mouillé , jusqu'à provocation des
sueurs. C'est de cette manière qu'on enlève rapidement les
bronchites et les laryngites les plus intenses. La dérivation,
produite par les applications stimulantes, et les sueurs dé-
tournent le mouvement fluxionnaire, le fixent à la surface
cutanée et dissipent ainsi l'inflammation. D'un autre côté ,
vous n'avez pas manqué de rencontrer de ces malades que,
pour cette raison , on appelle *indociles*, et qui calment leur
toux par quelques gorgées d'eau fraîche, sans préjudice pour
leur guérison. Hé bien ! nos malades font comme eux , et je
vous affirme qu'ils s'en trouvent bien. Au reste, pour apprécier fidèlement de pareilles assertions , on peut faire comme
moi, essayer sur soi-même.

Voici d'ailleurs comment Priessnitz guérit en deux jours
d'un rhume violent un anglais que j'ai rencontré en Allemagne. Le matin, enveloppement dans le drap mouillé pendant une heure et demie, après quoi, demi-bain avec frictions pendant 20 minutes par deux personnes ; à 11 heures,
drap mouillé jeté sur le corps et frictions pendant cinq
minutes. Répétition des mêmes moyens pendant l'après-
midi. Cravate mouillée portée pendant tout le jour ; application d'une cuirasse en linge mouillé autour de la poitrine.

Cet étranger (qui n'est autre que sir Claridge, l'auteur
d'un ouvrage sur l'hydrothérapie, le même qui, pour im-
porter cette méthode en Angleterre, enleva Weis à la Silésie),

s'était rendu à Græfenberg, dans l'espérance de se guérir
d'un rhumatisme général, qui durait depuis vingt ans, il était
de plus hémorrhoïdaire; il avait une céphalalgie frontale continuelle, une injection habituelle de la conjonctive avec sensibilité extrême de l'organe de la vue; ses digestions étaient
pénibles et accompagnées de borborygmes et de constipation.
Le malade était triste et découragé; il avait le spleen; rien
n'avait pu le soulager.

En 1841, après un redoublement de souffrances, qui le
força à garder le lit pendant 2 mois, il quitta Florence pour
se rendre à Græfenberg, où il arriva en juillet. Priessnitz lui
prescrivit le traitement suivant : sueurs par l'enveloppement
dans les couvertures; bain froid subséquent; sept verres
d'eau avant déjeuner, plus tard douche, bain de siége et bain
de pieds de 15 minutes; bain de tête, durant lequel, l'occiput
et chaque côté de la tête sont baignés alternativement, pendant cinq minutes. Après midi, bain de siége, bain de pieds;
douche; sept verres d'eau; bandage roulé, mouillé, appliqué
aux jambes et aux cuisses pour passer la nuit. Ce traitement
dura trois mois, après lesquels la guérison fut parfaite. Sir
Claridge s'est mis pour toujours au régime hydriatique; il ne
boit plus que de l'eau et fait souvent usage de lotions ou de
bains froids. Sa santé n'a pas cessé d'être excellente, sa gaîté
est très-remarquable, son teint conserve une grande fraîcheur.
Aussi, dit-il très-plaisamment *qu'il vivra cent ans; qu'il ne
peut plus mourir de maladie, etc.* Frappant contraste, chez
un homme qui, pendant 20 années, avait éprouvé le dégoût
de la vie.

Miss Claridge, qui est aujourd'hui une fort belle personne,

était restée souffrante et maladive jusqu'à l'âge de dix-sept
ans. Elle avait une toux continuelle et des ophtalmies fré-
quentes ; sa peau était décolorée ; elle manquait d'appétit ;
tout annonçait chez elle une débilité profonde. Les médecins
de Londres , après avoir usé en vain des ressources médicales ,
et ayant jugé que la malade avait des dispositions à la phtisie,
ordonnèrent le séjour en Italie ; mais à Vienne et à Rome ,
le mal augmenta.—Miss Claridge, ayant suivi son père à
Græfenberg , Priessnitz entreprit le traitement de la malade
et promit la guérison. Pendant deux mois , elle fut soumise
au régime suivant : de cinq à six heures du matin , enveloppement dans le drap mouillé, grand bain de deux minutes. A
11 heures , douche de 5 minutes. A cinq heures du soir,
drap mouillé, grand bain ; bain d'œil trois fois par jour ; compresses mouillées sur les sourcils ; cuirasse en linge mouillé ,
appliquée pendant la nuit sur la poitrine. Les articulations
tibiotarsiennes n'étant pas douées d'une force suffisante ,
Priessnitz fit envelopper d'un bandage mouillé le pied et la
jambe , durant la nuit.

L'observation suivante présente un exemple fort remarquable de dyspepsie des plus opiniâtres, qui fut guérie radi-
calement dans l'espace de deux mois. C'est le malade qui parle :

.... D'une constitution assez robuste , et livré
dès ma jeunesse aux travaux de la campagne , j'ai joui jusqu'à
l'âge de 18 ans d'une santé florissante. En 1837, je partis
pour faire mes études au petit séminaire de........ mais
le changement de nourriture, un peu de répugnance pour
les aliments qui m'étaient servis , un travail tout différent de
celui qui m'avait occupé jusqu'alors, trop peu d'exercice ,

dans un temps où je faisais ma croissance, puis je ne sais
quoi encore, tout cela enfin réuni, eut bientôt produit en
moi un changement total ; je ressentis bientôt des douleurs
au creux de l'estomac, à la poitrine, dans le ventre, enfin
partout, et j'y avais à peine passé quelques mois, que les ré-
créations qui suivent les repas, m'étaient devenues plus
fatiguantes que les heures mêmes du travail, par la difficulté
que j'avais à digérer, difficulté qu'augmentait la marche ou un
mouvement quelconque. Comme je l'eus bientôt observé, il
me fallait pour digérer le repos le plus absolu ; je fus obligé
à différentes reprises d'aller passer quelque temps, soit à
Nancy, soit chez mes parents, pour un peu me rétablir ; enfin
la 4e année, celle de ma rhétorique, je ne pus y rester qu'un
mois. Le médecin attaché à cet établissement, ayant vu tous
ses essais infructueux, jugea prudent de me renvoyer chez
mes parents (janvier 1841). C'est alors que me je suis mis
entre les mains des médecins ; je ne vous énumérerai pas
tout ce qu'ils m'ont fait avaler ; ils ont fait de mon estomac
une boutique d'apothicaire. Enfin, malgré tous ces toniques,
ces rafraîchissants, ces purgatifs, etc., etc., le mal s'est accru
au point que j'étais obligé de me coucher après avoir mangé ;
je ne pouvais plus digérer debout, j'étais même privé de la
satisfaction de boire impunément à ma soif ; et comme même
au lit je digérais très-lentement, si j'avais voulu faire trois
ou quatre repas par jour, il m'aurait fallu passer toute la
journée au lit ; aussi c'était pour éviter ce terrible supplice
que je passais toute ma journée sans manger ; je fesais un
bon repas à la chute du jour, après lequel j'allais me coucher ;
par ce moyen je me portais aussi bien que le premier venu ;

car c'était devenu infirmité plutôt que maladie. J'ai fait ce manège pendant deux ans sans dépérir, et sans que qui que soit, ne me connaissant pas, ait pu deviner que j'étais malade, et même je suis persuadé que bien des personnes qui m'ont connu, m'ont jugé malade imaginaire ; que dis-je ? moi-même je l'ai cru plusieurs fois ; mais bientôt j'étais ramené à une triste réalité par les douleurs atroces que j'éprouvais, en voulant contrarier une habitude si bizarre, et cependant devenue impérieusement nécessaire.

J'en étais là, lorsqu'au mois de juin 1844, il me prit fantaisie d'essayer le traitement hydrothérapique dont on m'avait vanté les brillants résultats. Cependant, ce traitement m'était très-difficilement applicable, par la raison que la bonne nourriture et l'exercice qui y jouent un si grand rôle, m'étaient également impossibles ; aussi au commencement, on céda aux exigences de ma nature, je continuai à me coucher après mes repas ; cela dura 15 jours, je m'aperçus alors qu'il me suffisait de rester assis, puis je commençai à marcher lentement, ensuite un peu plus vite ; enfin au bout de deux mois, j'étais redevenu comme tout le monde.

Ce malade était enveloppé, chaque jour, dans des couvertures de laine ; il prenait un grand bain, puis une douche, un bain de pieds et un bain de siége, matin et soir ; il buvait de 20 à 30 verres d'eau par jour et il portait la ceinture abdominale, qu'il changeait seulement trois fois par jour.

J'ai rencontré, dans un établissement hydriatique de l'Allemagne, un habitant d'une des principales villes de la Suisse, qui avait suivi à Paris, pendant un an, un traitement

mercuriel pour combattre des accidents syphilitiques tertiaires. Il avait vu disparaître les taches cuivrées, les con-
dylômes, etc.; mais il portait un engorgement des glandes
parotides et sous-maxillaires, et un acné général qui, loin
de diminuer, augmentaient plutôt sous l'influence du traitement. De plus, les digestions étaient mauvaises; le malade
avait constamment des aphtes, des douleurs articulaires, un
herpès *preputialis* considérable, et une éruption au cuir che-
velu. Au reste, pendant le cours du traitement ci-dessus
désigné, le malade n'avait point eu de salivation.

Dans cet état, il se décida à user de la méthode hydrothérapique, on le soumit, par jour, à deux enveloppements dans
les couvertures de laine, suivis de bain entier, aux fomentations froides sur les parties malades; ceinture abdominale;
douche, matin et soir. L'appétit revint bientôt; les douleurs articulaires et l'acné disparurent aussi promptement. Après six
semaines de traitement, éruption faronculeuse aux cuisses
et au bas-ventre, durant 15 jours; puis, salivation mercurielle très-prononcée. Ces phénomènes cessèrent cependant
au bout de quelques jours; alors survint une diminution graduelle dans les engorgements glanduleux; après trois mois
de traitement le mieux était complet, et l'état général très-
satisfaisant.

Cette salivation mercurielle, se développant, sous l'influence des procédés hydrothérapiques, chez un malade
soumis antérieurement à un traitement mercuriel, constitue
un fait bien remarquable et surtout bien propre à justifier la
confiance que nous avons dans notre méthode. Celui-ci offre
une démonstration évidente, matérielle des effets dépuratifs de

l'hydrothérapie ; il prouve, qu'en excitant d'une manière spéciale toutes les sécrétions, cette médication expulse forcément de l'économie, et par tous les émonctoires naturels, les différents principes morbifiques. Ne croyez pas que ce fait soit isolé, et qu'on n'ait jamais rien vu de semblable : j'ai souvent observé ce phénomène ou d'autres anologues chez des malades soumis à mes soins. On trouve encore de pareils exemples dans les nombreux écrits publiés sur l'hydrothérapie.

Je n'en finirais pas, si je voulais vous reproduire l'histoire de toutes les guérisons remarquables qui ont passé sous mes yeux depuis une année. Il me faudrait vous citer des gastro-entérites, des gastralgies, des entéralgies et des cystites chroniques; des engorgements utérins, glanduleux ou articulaires; des affections nerveuses, scrophuleuses et rhumatismales, et surtout des cas d'atonie profonde, qui ont cédé plus ou moins promptement aux effets du traitement hydriatique. Pour terminer, je vous ferai l'histoire d'une maladie, dont la terminaison fâcheuse a été reprochée, par le public, à l'hydrothérapie ; je ne doute pas que vous pensiez tout autrement. Comme je n'ai pas soigné le malade, à l'autopsie duquel j'ai seulement assisté, je me borne à vous dire en gros ce qui m'a été raconté sur la marche antérieure de la maladie.

Un habitant de Nancy, M. de P*** souffrait depuis plusieurs années ; il eut dans le principe une péritonite, à la suite de laquelle survinrent une hydropisie ascite et des douleurs continuelles dans la fosse iliaque gauche, se propageant jusque sous le pubis ; puis après un certain temps, apparurent des

selles sanglantes, de véritables hémorrhagies intestinales.
Le malade allait de mal en pis, malgré les soins empressés et
intelligents de ses deux médecins. Bientôt l'hydropisie devint
générale, l'affaiblissement et le dépérissement augmentèrent
de jour en jour. Dans cette situation désespérée, M. de P***
demanda à être traité par la méthode hydriatique. Du con-
sentement des médecins, qui depuis long-temps avaient
perdu tout espoir, M. de B*** se chargea d'appliquer le
nouveau traitement ; mais en raison de la faiblesse extrême
du malade, on se borna d'abord aux lotions à l'eau froide et
aux fomentations stimulantes. Néanmoins, on vit bientôt et
progressivement l'hydropisie disparaître. M. de P*** reprit
des forces, recouvra l'appétit, digéra facilement, et enfin
quitta le lit, puis la chambre ; il monta en voiture et dans ses
promenades il conduisait lui-même ses chevaux. Le malade
se sentait revenu à la vie, il avait repris confiance dans
l'avenir.

Certes, si ce n'eût été le terrible pronostic porté par les
médecins, qui admettaient l'existence d'une ulcération du
colon, on eût pu se livrer à l'espoir ; les faits semblaient au-
toriser à croire, ou que les médecins s'étaient trompés, ou
que l'hydrothérapie pouvait amener la cicatrisation des plus
graves ulcérations intestinales. L'évènement qui suivit prouva
malheureusement que les médecins avaient raison. Un jour,
M. de P*** revenant d'une promenade en voiture, pendant
laquelle il avait guidé ses chevaux, éprouva un grand malaise,
jeta quelques soupirs et mourut ! —Cette mort subite jeta
l'alarme dans le public, qui maudit bien vite l'hydrothérapie,
lui reprochant sans doute de n'avoir pas fait assez de mer-

veilles, et l'accusant de la mort de M.[de P*** L'eau froide, disait-on, avait fait remonter le sang et avait ainsi étouffé le malade. — Cependant, il est bon que vous sachiez qu'une parole inconséquente, une erreur de diagnostic avait pu contribuer à égarer l'opinion publique : quelqu'un avait dit que M. de P*** était mort d'apoplexie.—L'autopsie démontra la fausseté de cette assertion, et vint justifier le diagnostic porté par MM. C. et de S. —*M. de P*** avait succombé à une perforation intestinale spontanée*, déterminée par une ulcération cancéreuse, siégeant à l'*S* du colon.

Qu'on me montre donc ici le mal causé par l'hydrothérapie! Me dira-t-on que c'est elle qui a perforé l'intestin ? Ou bien, voulait-on, qu'au point où en étaient les choses, elle empêchât cette perforation?

Je me garderai bien de discuter de semblables propos ; mais je vous ferai remarquer combien les effets restaurateurs de l'hydrothérapie sont étendus, puisque, dans les cas ci-dessus, par exemple, le malade a repris des forces, quoi qu'il portât en lui le principe d'une destruction incessante. La médication s'est opposée aux effets débilitants de la maladie, et, ne pouvant vaincre complètement le mal, elle l'a en quelque sorte contraint à se renfermer dans d'étroites limites, elle l'a localisé. Cette observation peut, il me semble, appuyer, d'une manière très-avantageuse, l'opinion de Pouteau sur l'efficacité de l'eau dans le traitement des affections cancéreuses ; elle prouve encore, ainsi que beaucoup d'autres, que l'hydrothérapie, lorsqu'elle ne peut pas s'adresser directement à la nature du mal, donne à l'organisme le pouvoir de réagir contre celui-ci et d'en triompher, quand il n'est pas incurable ; en d'autres termes, elle démontre que cette méthode a pour effet ordinaire de mettre en jeu les forces médicatrices de la nature.

J'ai fini, mon cher confrère. Je m'estimerai heureux, si je suis parvenu à vous démontrer, par ce faible travail, que l'hydrothérapie n'est point une illusion et qu'elle est digne, à la fois, de la confiance du public et de l'attention des médecins.

Vale, vale, et me ama.

GILLEBERT-DHERCOURT.

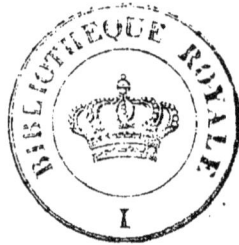

ERRATA:

Page 8, ligne 25, *molesse*, lisez mollesse.
— 10, — 20, *vélétudinaire*, lisez valétudinaire.
— 18, —   6, *page 57*, lisez page 59.
— 55, — 12, *cutanées*, lisez certaines.
— 65, — 24, *des affusions d'eau 15°*, lisez des affusions d'eau
                à + 15°.

www.ingramcontent.com/pod-product-compliance
Lightning Source LLC
Chambersburg PA
CBHW071246200326
41521CB00009B/1648